DISSERTATION

Qui a remporté le Prix au jugement de l'Académie des Sciences, Belles-Lettres & Arts de Besançon, en l'année 1777,

SUR CE SUJET:

Quels sont les caractéres et les causes d'une maladie qui commence à attaquer plusieurs vignobles de Franche-Comté, et les moyens de la prévenir ou de la guérir;

Imprimée par l'ordre de MGR. DE LACORÉ, Intendant du Comté de Bourgogne.

Par le R. P. PRUDENT, de Faucogney, Religieux Capucin à Besançon.

Hic segetes, illic crescunt feliciùs uvæ.

VIRG.

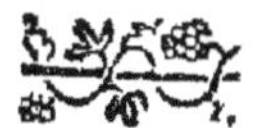

A BESANÇON,
Chez CL. JOS. DACLIN, Imprimeur du Roi, de l'Académie, &c.
ET SE VEND
Chez LÉPAGNEZ cadet, Libraire, Grand'rue, plus haut que la Place St. Pierre.

M. DCC. LXXVIII.

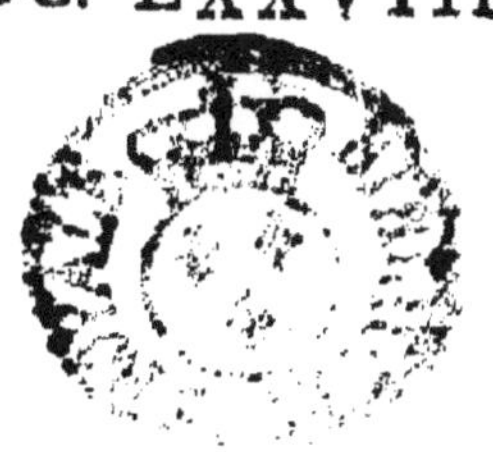

A Mgr. DE LACORÉ,

Intendant du Comté de Bourgogne.

Monseigneur,

L'intérêt que vous avez daigné prendre à l'impression de cet ouvrage, devient pour moi un titre qui m'autorise à vous le présenter avec confiance. Ce zéle pour le bien public qui vous fait saisir toutes les circonstances qui peuvent procurer quelque soulagement à mes Compatriotes, sera également senti par l'homme éclairé, par l'homme sensible, & sur-tout par le vrai philosophe; Il sera encore un puissant aiguillon, qui ranimera toujours l'espérance du cultivateur abattu, qui le soutiendra dans ses peines, et le consolera dans ses travaux: Du sein de sa misére, il verra que des cœurs compatissans &

généreux s'intéressent encore à son triste état ; et ce coup d'œil lui fera peut-être oublier un moment des jours fâcheux, en lui laissant appercevoir qu'on s'occupe encore de lui, qu'on cherche à le soulager dans ses revers, à lui procurer même l'aisance & le bonheur. Si par mes foibles efforts, je pouvois, Monseigneur, seconder vos vues bienfaisantes ; si je pouvois adoucir par mes recherches, l'amertume du Citoyen obscur qui gémit sur le sol ingrat, qui ne le dédommage point de ses fatigues & de ses soins, j'aurois la douce consolation d'avoir travaillé avec quelque succès pour mes semblables, j'aurois servi l'humanité. Ce sentiment si délicat et si noble, je le partagerois en quelque sorte avec vous, Monseigneur ; il seroit pour moi, dans tous les temps, le prix le plus flatteur de mon travail, la récompense la plus honorable & la plus solide que je puisse jamais ambitionner.

Je suis avec un profond respect & une vive reconnoissance,

Monseigneur,

Votre très humble et très obéissant serviteur,

P. Prudent de Faucogney, Religieux Capucin.

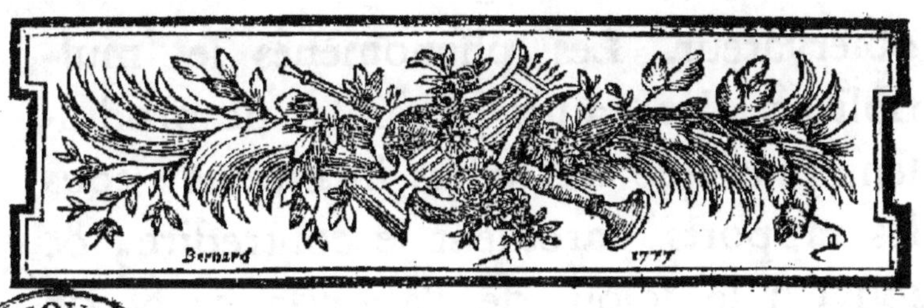

DISSERTATION

SUR CETTE QUESTION :

QUELLES ſont les cauſes & les caractères d'une maladie qui commence à attaquer pluſieurs vignobles de Franche-Comté, & les moyens de la prévenir ou de la guérir ?

Non cogitandum, non fingendum, ſed ſcrutandum & inveniendum, quid ferat recuſetvè natura ?
COLUM.

LA nature, toujours ſi libérale envers l'homme éclairé qui la cultive avec méthode, ſemble cependant quelquefois s'envelopper d'un voile obſcur qui déconcerte le timide obſervateur. Les phénomènes ſe multiplient, les cauſes générales ne produiſent plus que des effets incertains ; tous les rapports paroiſſent ſe contredire, & ſouvent le ſéjour de l'abondance & de la joie devient tout-à-coup le théatre de la ſtérilité, l'image de la douleur, de la deſtruction & de la mort.

Tel le triſte ſpectacle qu'ont offert de nos jours à l'Europe étonnée, les terreins ſitués ſur les bords du Danube & de la rivière d'Ens ! (1) La vigne qui juſqu'alors avoit rempli toutes les vues des peuples laborieux qui habitent ces cantons, ſe refuſa inſenſiblement à leurs beſoins ; la terre parut pour la première fois tromper ſon cultivateur, & le cultivateur inquiet du peu de ſuccès de ſes travaux, ſe vit obligé d'arracher des ceps que lui-même avoit plantés : des légumes arides ſuccéderent au raiſin vigoureux, & ce ne fut qu'après plusieurs années d'épreuves & de constance, que l'Allemand se rappellant l'idée de ses jours d'abondance & de joie, fit de nouveaux essais, qui lui firent appercevoir le germe & la cause de ses malheurs. Il eut le courage de replanter de nouvelles vignes; il les cultiva avec méthode; il prit des précautions, & le succès de ses travaux ne tarda pas à passer ses espérances. (2)

Cette espèce de maladie qui a désolé la haute Autriche, la Moravie, une partie de la Hongrie & de l'Allemagne, commence à s'insinuer dans l'Alsace & la Franche-Comté. Depuis près de vingt ans, on s'apperçoit, dans cette dernière province sur-tout, du dépérissement de certaines vignes: Des ceps, autrefois forts & branchus, languissent, quoique jeunes encore; ils ne donnent plus de fruits, ou du moins ils n'en produisent plus que des amers, des imparfaits, qui ressemblent à des lambriches. (*) Le cultivateur s'étonne qu'un travail ordinaire & assidu ne soit plus suivi d'une récolte abondante ; il arrache ce cep inutile, le remplace par un autre, qui dans quelques jours lui devient inutile encore. Quelquefois il imagine que ce sont les froids rigoureux, les fortes gelées, qui occasionnent ces dépérissemens constans ; il aime mieux attribuer ces ravages annuels à des causes étrangères qu'il ne peut prévenir, que d'avouer son ignorance sur l'objet de son travail journalier. Le mal augmente cependant, ses progrès sont sensibles ; & si le citoyen observateur n'instruit pas de bonne heure le cultivateur qui n'a pour lui que l'ha-

(*) . . . . *Degenerant succos oblita priores,*
Et turpes avibus prædam fert uva racemos. VIRG.

bitude & le besoin d'agir, il est à craindre que nos vignes, cet objet de commerce, cette source d'abondance & de richesses, ne soient bientôt plus pour nous qu'une plantation ingrate, qui, loin d'augmenter nos revenus, resserreroit au contraire nos facultés, renverseroit tous nos projets d'économie, & nous feroit éprouver une indigence réelle sur un sol heureux, & peut-être le plus propre à la végétation.

Ces raisons m'ont déterminé à donner ici mes observations, & le résultat de plusieurs années d'expériences. J'établirai d'abord, & en peu de mots, les caractères & les causes de cette espèce de maladie qui commence à se répandre sur nos vignes; je donnerai ensuite des moyens sûrs & faciles pour la guérir, & pour en préserver encore nos terreins, qui jusqu'à présent n'en auroient rien souffert.

Si pour remplir ce but, il falloit des expreſſions harmonieuſes, un ſtyle nombreux, des phraſes arrondies & épigrammatiques, je n'héſiterois point de condamner mon mémoire à l'obſcurité, ou plutôt j'enverrois à l'homme ſimple & malheureux qui gémit ſur le terrein qu'il cultive avec effort, & qui ne récompenſe point ſon travail. » Suivez mes procédés, » lui dirois-je, voyez le fruit de mes ex» périences & de mes ſoins. Mes opé» rations ſont ſimples & faciles, j'ai » réuſſi; & la nature mieux entendue, » mieux cultivée, vous procurera les » mêmes avantages. » Mais je parle à une ſociété qui ne cherche que le bien public & le bonheur de ſes concitoyens, dont elle dirige les vues, ranime l'induſtrie & ſoutient le travail: Je lui préſente donc avec confiance le fruit de mes expériences. Si elle ne couronne pas mes eſſais, je ſuis du moins aſſuré qu'elle ne mépriſera point mes foibles efforts.

CARACTÈRES & cauſes du dépériſſement de certaines vignes de la Franche-Comté.

TOUTES les vignes ne ſont pas également ſujettes à cette altération ſenſible dont nous commençons à nous appercevoir dans nos cantons ; on voit des terreins, on voit des plants privilégiés, que la contagion ſemble reſpecter, ou du moins qu'elle ne gagne que lentement : il importe donc de les connoître, ces terreins, de diſtinguer ces eſpèces, de les examiner, de les comparer, pour ne point parler au haſard dans une matière ſi intéreſſante.

Il ſeroit aſſez inutile de s'arrêter ici ſur toutes les eſpèces de vignes que cultivoient les anciens. (*) Nous n'avons jamais connu, dans nos provinces surtout, ni les bumastes, ni les céрauniens, ni les dactiles, ni les stéphanites, ni les aminés, ni toutes ces espèces dont nous parle Columelle dans ses ouvrages; nous n'avons presque jamais distingué, comme ces habiles cultivateurs, les raisins de table des raisins de pressoir, le pepin rond du pepin sphéroïde; nous n'avons pas même l'intelligence des termes anciens pour en faire des comparaisons avec nos plantations actuelles. Les espèces que cultivoient nos peres, nous ne les connoissons plus; notre imagination s'effraie à la seule prononciation du nigrier, du pique-poule, du murlon, du brumestre, du picardans, du saumoirans, du ri-

(*) Le nombre en est très-grand. Virgile disoit déjà:
Sed neque quam multæ species nec nomina quæ sint
Est numerus, neque enim numero comprehendere refert.

bier, de la becane, de la pourchette, du malvoisin, du mestier, du marroquin, du bourbelans, du colitor, de la vololine, du salers, de l'augibi, du prunelas, du gouvet, de l'abeillane, du lombard, du chatré, de la bernelle, du sarminien, & de tant d'autres dont nous parle Olivier de la Serre, dans son théatre d'agriculture. Les plus expérimentés d'entre nous, connoissent à peine le mailley, le bregin, le melon, le tressau, le morillon, le luisant, le fromenteau, le pruet, le teinturier; c'est le noirun ou le pineau, le pulsart & le gamé, qui nous occupent entièrement & remplissent nos terreins : C'est donc de ces espèces que je dois principalement parler, & dont je dois examiner les caractères du dépérissement que nous y remarquons.

Avant de procéder à cet examen, il est bon de dire qu'il nous est peut-être avantageux de n'avoir dans notre province, que de ſept à huit eſpèces de raiſins; étant preſque de même nature, ils mûriſſent également, & l'on n'eſt point expoſé à avoir un compoſé, dont les principes conſtituans, toujours un peu diſſemblables, donneroient un vin ſujet à s'altérer, à ſe décompoſer, & plus propre à affoiblir les tempéramens qu'à les nourrir & à les fortifier. Nous ne devons cependant pas ignorer qu'il en eſt peut-être quelques eſpèces particulières qui ſeroient plus analogues à nos terreins, que celles que nous cultivons. On en compte aujourd'hui, juſqu'à trois cents ſoixante-ſeize eſpèces dans les jardins du Grand Duc de Florence. Ce ſeroit à une ſociété économique, riche & éclairée, de comparer ces différentes eſpèces; d'en combiner les inconvéniens & les avantages; de ſoutenir par ſa bienfaiſance, les essais des premières plantations, & de diriger les travaux d'une multitude de cultivateurs, qui redoubleroient sans doute d'activité, s'ils voyoient une augmentation sensible dans le produit de leurs terreins.

Le simple coup d'œil suffit pour s'assurer de l'altération qu'éprouvent certaines vignes situées dans certains cantons. Si l'on s'attache à examiner l'extérieur du cep, on voit d'abord qu'il pousse plus tard que les autres qui ne sont pas atteints de cette maladie ; la liqueur aqueuse qui en distille au printemps, est en moindre quantité, elle se trouve un peu colorée, blanchâtre ; la pellicule qui enveloppe le bois, paroit pâle vers les sommités, & noircit quelquefois insensiblement d'un côté, depuis le collet jusqu'au-dessus ; le pétiole se resserre, les bourgeons sont moins nourris, ils se développent lentement, ſe terminent en pointe & donnent peu de feuilles; les nœuds durciſſent, & laiſſent moins de jeu à la circulation de la ſeve ; la partie intérieure de la feuille perd ſes petites aſpérités, où elles ont moins de reſſort, & ſon duvet blanchit; ſes nervures ſont moins roides, & deviennent quelquefois auſſi liſſes, auſſi luſtrées & auſſi pâles que celles qu'on remarque dans la partie ſupérieure ; le réſeau de la fibre longitudinaire, qui forme la trame de la pampre, conſerve à peine ſa direction ordinaire; les feuilles minces, déliées, racornies, friſées, préſentent un jaune ſale, livide, & ſouvent tranché de rouge ; les fléches ne s'élevent plus que lentement, & forment dès leur naiſſançe une ſpirale allongée : le raiſin paroit enfin ; mais ce n'eſt plus ce fruit agréable qui ranime l'eſpérance & excite le deſir ; c'eſt c'eſt un avorton, un rebut de la nature, qui fait rougir ſon cultivateur, dont il trompe la vigilance & le zéle; les grains en ſont tres-rares, petits, noirs d'un côté, & ſouvent d'une couleur purpurine de l'autre; ils ſont amers au goût, plus ronds que ſphéroïdes, & ne viennent jamais à une parfaite maturité.

Si nous examinons l'intérieur de ce bois, qui nous donne une ſi chétive production, nous trouvons toujours à trois ou quatre pouces du tronc, une tache noirâtre qui s'étend juſqu'à la moële, la pénétre, & en déſunit le tiſſu cellulaire. Cette noirceur, qui annonce un vice radical, ſe propage juſqu'aux racines, qui ſe trouvent bientôt pourries. La moële ainſi altérée, ne fait plus d'inſertions entre les fibres ligneuſes des vaiſſeaux lymphatiques; l'aſſemblage des véficules n'eft plus granulé, il s'aplatit, & paroit peu propre à s'anaftomofer avec les fibres ligneufes; les utricules des corps fpongieux ne font pas encore défunies, mais elles font flafques, lâches, & commencent à blanchir; les vaiffeaux tubulaires fe defféchent à la longue, & perdent enfin l'ufage de leurs fonctions; la féve n'a plus cette tranfparence, cette limpidité, cette abondance qui la diftinguent de tous les autres végétaux; c'eft une matière impure, qui ne découle qu'avec peine; c'eft une efpèce de fanie qui annonce une diffolution, & qui ne paroit plus circuler que pour répandre la corruption & la mort : les trachées qui font formées par les différens contours d'une lame fort mince, plate, élaftique & tournée en fpirale, n'ont prefque plus de jeu; les vaiffeaux qu'on apperçoit, à l'aide du microfcope, n'ont plus ce mouvement périſtaltique reconnu par tous les obſervateurs ; la circulation gênée, les parties ligneuſes ſe durciſſent & s'oblitérent ; le ſéjour de ces liqueurs ſtagnantes augmente la carie, forme des ulcéres nouveaux, corrompt bientôt toute la maſſe cellulaire ; le chevelu qui tient à la racine, ſe trouve preſque toujours entièrement pourri. En ſuivant avec attention ces fibrilles, on voit que cette altération s'étend à trois ou quatre pouces ; & l'on reconnoit dans preſque tous les ceps qui commencent à être infectés, que quelques-unes de ces fibrilles ont déja perdu au moins, les deux tiers de leur longueur naturelle. Enfin les cellules, les filtres, le tiſſu même des parties les plus ſolides, ſe relâchent toujours inſenſiblement ; ils s'altérent, ſe déſuniſſent à la longue, & ſe réſoudent enfin entièrement.

Ces obſervations, qui pourroient paroître minutieuſes à un cultivateur ignorant, deviennent très-intéreſſantes pour le Philoſophe qui veut s'inſtruire. C'eſt toujours par des détails exacts & raiſonnés, que la lumière dans tous les temps s'eſt élevée tout-à-coup, qu'elle a découvert les erreurs & tiré les arts de leur enfance. J'ai eu le courage de la ſuivre, cette marche lente & pénible, dans les expériences que je publie aujourd'hui. Si cette voie eſt quelquefois diſpendieuſe & rebutante, il faut auſſi convenir qu'elle eſt avantageuſe & ſûre.

Je fis déchauſſer en 1774 cinquante-trois pieds de vignes dans différens terreins, où depuis plus de quinze ans, on s'appercevoit d'un dépériſſement ſenſible. Je ſuivis, autant qu'il me fut poſſible, les racines & leurs chevelus; parmi ces ceps, j'en remarquai vingt-ſix de bien conſervés, toutes les fibrilles étoient fortes & vivaces, rien n'annonçoit la moindre altération. J'en trouvai dix-huit dont quelques fibrilles étoient pourries; la ſuperficie du cep s'étoit cependant encore aſſez bien conſervée, mais les feuilles n'étoient plus ſi roides, les fléches ne s'élevoient plus que foiblement, & formoient déja la ſpirale. J'en ouvris onze, parmi leſquels j'en trouvai cinq, dont la ſubſtance médullaire commençoit à noircir, dans quelques-uns la noirceur s'étendoit à un pouce & demi, deux pouces, quelquefois elle s'étendoit à trois pouces & à quatre pouces & demi; mais dans ces derniers je m'appercevois déja d'une tache noire qui perçoit au dehors. Cette tache (3) me paroiſſoit toujours large à proportion de la pourriture des chevelus, & toujours du même côté. Je fis recouvrir avec grand ſoin les ceps que je n'avois point ouverts, & qui avoient cependant les mêmes ſymptômes que ces derniers ; cinq de ces ceps périrent dans le courant de 1774, & je remarquai que le dépériſſement ſe fit preſque tout-à-coup. Je conſervai cependant les quatre autres qui me reſtoient; mais ils ne durent leur guériſon qu'à la précaution que j'eus de faire couper la plus grande partie des chevelus pourris, de renouveller la terre par un mélange égal, de chaux évaporée, de ſable, des balayures des rues, de colombine & de terre ordinaire.

En 1775 je fis encore déchauſſer ſoixante autres ceps, toujours dans différens terreins, où il en périſſoit un grand nombre. J'opérai à-peu-près comme en 1774; je fis des mélanges, je diviſai les terres, & je vis exactement les mêmes effets que l'année précédente.

Ces différentes expériences me firent réfléchir, & ne m'étonnerent point. Je ſavois que dans toutes les productions de la nature, un certain mélange préparé avec art, donnoit toujours de l'accroiſſement à toute eſpèce de végétation. Je me rappellai quelques principes de M. du Hamel, de Roger-Schabol & de la Quintinnie, qui confirmoient mes idées. Je me propoſai de travailler en grand, l'année ſuivante, & de ſuivre exactement le réſultat de toutes mes opérations. Je retournai donc ſur mes anciennes expériences, & je vis avec étonnement que la plûpart des ceps commençoient à s'altérer également; (*) que ceux autour deſquels j'avois mis l'ancienne terre ſans mélange & ſans précaution, périſſoient

---

(*) Il en faut toujours excepter les quatre dont je viens de parler, & tous les autres que j'avois ſoignés de la même manière.

d'une manière ſenſible ; je fis brûler deux paquets de ſarment, que j'avois choiſis & ſéparés l'année auparavant ; étant très-ſecs, ils peſoient chacun trois livres, je les réduiſis en cendres. Les ſarmens qui étoient de bois ſain, me rendirent cinq onces cinq gros de bonnes cendres ; & les autres qui ſortoient de bois vicié, ne m'en rendirent que trois onces ſept gros. La leſſive de ces dernières cendres n'altéroit point la couleur du ſirop violat, tandis que la même quantité de leſſive des autres cendres, y donnoit un très-beau verd. Je reconnus que la végétation des ceps viciés étoit très-incomplète ; que ces ceps ne recevoient preſque plus de nourriture, ou du moins qu'ils n'en recevoient qu'une très-foible. Je ne doutai plus dès-lors que le vice radical qui infectoit nos vignes, ne ſe trouvât dans la terre : je réſolus donc de l'examiner, cette terre, & j'en vins aux comparaiſons & aux analyſes.

Ce fut dans une vigne de quinze ouvrées, emplantée de gamés, expoſée entre le levant & le midi, dans un terrein aſſez humide, où depuis bien des années il périſſoit un grand nombre de ceps, que je commençai à travailler.

Du premier coup d'œil, toute la ſuperficie du terrein me parut égale; c'étoit la même couleur, le même grain de terre, la même qualité, la même peſanteur; je creuſai à un demi-pied de profondeur, & ce fut ſeulement à cette opération, où je m'apperçus de quelque différence. La terre qui environnoit les ceps viciés étoit plus noire, plus peſante, plus compacte; je creuſai à quelques pouces de profondeur, & l'altération de cette terre me parut alors bien plus ſenſible; la couleur m'en parut encore plus foncée ; je la trouvai, cette terre ; visqueuse, froide au tact ; le thermomètre de mercure, selon Reaumur, y descendoit à deux degrés & demi plus bas que dans le terrein ordinaire & pris à égale profondeur ; je remplis un vase de cette terre visqueuse, j'en comparai la pesanteur avec de l'autre terre, prise dans le même sol, à la même exposition, & toujours à la même profondeur, & je vis que le même volume de terre me rendoit un poids très-différent ; le vase rempli de bonne terre pesoit quatre livres neuf onces, & le même vase rempli de terre viciée, pesoit cinq livres trois onces & demie ; je remarquois quelquefois dans cette même terre une odeur tant soit peu fétide, & une saveur désagréable, que je n'éprouvois point dans la bonne terre. J'allai encore plus loin, je pris quatre livres de terre saine, avec une égale quantité de terre viciée, je les leſſivai, j'en filtrai les liqueurs, & les fis évaporer ſéparément à la réduction de neuf onces; j'en vins enſuite à une criſtalliſation, les liqueurs laiſſerent précipiter une ſubſtance muqueuſe très-diſtinguée; la bonne terre me donna un *mucus* bien conditionné & aſſez abondant, & l'autre ne m'en rendit preſque point. Je renouvellai les mêmes expériences ſur pluſieurs terreins différens, & où il y avoit différentes eſpèces de vignes, & je vis toujours, à très-peu de différence près, les mêmes réſultats; je m'apperçus ſeulement que les plants à larges feuilles & à larges pores, & dont le chevelu eſt aſſez foible, parce que la racine eſt plus pivotante, tels que les gamés & les pulſards; je m'apperçus que ces plants étoient toujours les plus endommagés, que leurs chevelus affoiblis ne pouvoient point pénétrer la terre viſqueuſe qui les environnoit ; je remarquai que le pineau, que nous appellons communément noirun, ſe ſoutenoit beaucoup mieux que le gamé ; que le raiſin blanc à feuilles rondes, ou preſque rondes, tel que le melon & le fromenteau, périſſoit très-rarement ; que les racines de ces dernières eſpèces, fortes & rameuſes, s'étendoient au loin, & preſque toujours à la ſuperficie du terrein ; que recevant une nourriture abondante dans cette ſuperficie qui ne paroiſſoit jamais altérée, leurs fibrilles gagnoient aiſément la bonne terre, & ſe ſoutenoient aſſez facilement ; que quelquefois cependant ces plants périſſoient auſſi, mais très-rarement, qu'ils remplaçoient toujours avec avantage les gamés & les pulſards dans les terreins froids & humides ; je remarquai encore que ce genre de maladie dont nous parlons, ſe répandoit principalement ſur ces terreins, que le bas des vignes en étoit plus ſouvent atteint que le deſſus (4); que lorſqu'on travailloit trop tôt ces vignes, ou qu'on les labouroit par un temps humide, le mal ſe propageoit également d'une manière ſenſible; que lorſqu'on recouchoit les ceps viciés, ils périſſoient preſque toujours au printemps; que ſi le terrein étoit goûteux & les foſſes profondes, les pieds même les plus vigoureux ſuccomboient ordinairement à cette épreuve; que dans les années chaudes & ſéches, il périſſoit très-peu de ceps; qu'il en périſſoit encore moins, que ſouvent même ils ſe rétabliſſoient, ſi on ne remuoit la terre que par un temps ſec, ſi on l'étendoit avec ſoin; que la maladie ceſſoit enfin, ſi on la renouvelloit, cette terre, ſi l'on y mêloit ſur tout des abſorbans, quelques terres animales, quelques ſubſtances phlogiſtiquées, qui lui rendiſſent ſa granulation sa mucosité, qui se trouvoit affoiblie par un humide trop constant, qui empêchoit toujours les combinaisons proportionnelles des substances salines, avec les molécules terreuses ; je m'assurai par toutes mes observations que c'étoit à l'incohérence de ces principes secondaires, qui se trouvent répandus dans toute la nature, qui influent sur tous les corps, qui les développent ou les resserrent, les fortifient ou les altérent, leur donnent l'accroissement ou la mort, selon qu'ils y sont différemment combinés ; je m'assurai que c'étoit au peu d'harmonie & à l'altération de ces principes secondaires, qui jouent un si grand rôle dans la végétation, à qui l'on devoit attribuer le dépérissement de nos vignes. C'est ce que je vais prouver encore par quelques réflexions.

Je n'entrerai pas dans ces grandes disputes qui divifent les chimiftes fur les élémens primitifs ou conftituans, ni fur les caufes fecondaires & confervatrices de tout ce qui exifte ; peut-être que fi l'amour propre favoit fe relâcher de fes prétentions, on verroit moins de conjectures données avec cet air impofant & décidé, que n'oferoit jamais affecter la vérité, même la plus inconteftable. Les favans chercheroient à s'entendre avant que de difputer, ils s'accorderoient peut-être enfin à donner des définitions exactes & précifes, qui fixeroient les idées & rendroient l'étude de la chimie plus méthodique & plus claire.

Il eft certain que la végétation ne fe fait qu'à la faveur de la chaleur, de l'humidité & du concours de l'air diverfement combinés avec la terre. (5) Il eft également certain que lorfqu'une de ces caufes prédomine d'une manière fenfible ſur les autres, celles-ci n'ont plus leur énergie, & que la production devient nulle, ou preſque nulle. Il eſt encore plus certain, par tous les phénoménes que nous avons expoſés & qui accompagnent le dépériſſement de nos vignes; il eſt encore plus certain, dis je, que c'eſt une humidité trop abondante, qui cauſe leur dépériſſement, que c'eſt une eau comme ſtagnante qui ramollit le chevelu des racines, qui diminue les forces de ſuccion dans les tuyaux capillaires du cep, qui altére inſenſiblement la ſubſtance muqueuſe, & détruit par là toutes les combinaiſons qui pourroient donner un réſultat avantageux.

Nous ne ſommes pas aſſez initiés dans les ſecrets de la nature, pour ſavoir dans quelle proportion les élémens entrent dans le végétal; comment le feu, en ſe combinant, perd ſes qualités de feu pur; comment

comment l'air perd ſa grande élaſticité, comment les élémens, en s'iſolant mutuellement, donnent à leurs molécules un arrangement propre pour former un végétal. Jamais nous ne connoîtrons les principes & les cauſes intimes & ſecondaires des ſécrétions ; nous ne ſaurons jamais comment parmi les molécules des alimens que nous prenons, les unes forment la chair, les autres les cartilages, les os, le poil, les ongles ; mais nous ſavons parfaitement que le végétal, en paſſant dans le corps animal, change de forme & de nature, en s'aſſimilant au corps animal ; que la matiére y acquiert de nouvelles propriétés chimiques, ſuivant la manière dont elle ſe combine & l'arrangement qu'elle prend ; nous ſavons que le corps doit ſon accroiſſement au mélange proportionné des humeurs, que les humeurs doivent leurs qualités à l'équilibre des molécules nutritives & à leur élaboration, que c'eſt toujours lorſqu'un des principes ſecondaires ne prédomine point trop ſur les autres, qu'il ne détruit point leurs qualités, que les productions ſont plus vigoureuſes, & qu'elles deviennent enfin ce qu'elles doivent être, & telles qu'on peut les attendre.

Une humidité conſtante, comme nous l'avons remarqué, ſe trouvant toujours dans nos terreins où la vigne périt, il eſt aiſé de s'appercevoir comment elle devient un obſtacle néceſſaire aux progrès de la végétation; elle relâche dabord, & affoiblit tellement les parties ligneuſes du cep, qui forment les ſuçoirs de la plante, qu'elles ne peuvent plus prendre leur nourriture, & combiner les élémens de la manière qui leur convient : cette ſubſtance aqueuſe ſe trouvant aſſez abondante, étant d'ailleurs extrêmement diviſible & pénétrante (6), s'inſinuant par conſéquent dans la ſubſtance terreuſe (7), aglutine les molécules, elle diſſout les elle en différens ſels dont elle eſt imprégnée (8), elle affoiblit le *mucus* du végétal, & celui qui ſe trouve dans la terre, & détruit enfin toutes les combinaiſons des cauſes ſecondaires qui pourroient produire une végétation complète.

Nous avouerons cependant ſans peine que l'eau eſt abſolument néceſſaire, qu'elle doit entrer en très-grande quantité dans le végétal, puiſqu'elle fait pour l'ordinaire la moitié de ſon poids (9); mais nous ſavons auſſi qu'un long ſéjour de ce végétal dans une eau ſtagnante, doit abſolument lui ôter la force de ſuccion, & le rendre inepte à ſe préparer la nourriture qui doit l'entretenir, comme nous l'avons dit (10). Cette eau étant d'ailleurs un diſſolvant de toutes les matières gommeuſes, ſalines, extractives, on voit l'effet qu'elle doit produire ſur le mucilage, dont l'uſage dans le régne végétal, eſt exactement le même que celui de la matière gélatineuſe dans le régne animal.

C'eſt donc bien légérement que des vignerons peu expérimentés attribuent aux grands froids & aux fortes gelées la deſtruction de leurs ceps; puiſque le grand froid, ſuivant les dernières expériences des phyſiciens, en reſſerrant, pour un temps, tous les principes fructificateurs de la matière, leur donne ordinairement enſuite plus d'action & de force; que ſi cependant quelquefois il eſt aſſez rigoureux pour faire ceſſer la végétation dans une plante, ce dépériſſement n'arrive jamais de la manière que nous l'avons reconnu & expoſé, en aſſignant les caractères qui accompagnent la putréfaction de nos ceps.

Le premier effet du froid, ſur un végétal quelconque, c'eſt d'en reſſerrer tellement tous les pores, qu'il n'eſt plus poſſible à la ſéve de circuler; ſi le froid continue, ces pores, ainſi reſſerrés, compriment les vaiſſeaux, les utricules & les trachées. A la première impreſſion de la chaleur, les vaiſſeaux ſe dilatant avec violence, ſe déſuniſſent, ſe fendent, ſe déchirent, toutes les parties ligneuſes s'obliterent & ſe croiſent; la ſéve, qui ne trouve plus ſes routes ordinaires, ſe deſſéche dans le même arbuſte qu'elle entretenoit, & cette ſiccité annonce dans peu, l'épuiſement & la chûte du végétal.

Il n'en eſt pas ainſi de nos vignes qui périſſent, la différence en eſt même très-marquée; celles-ci périſſent en juin, en juillet, comme en décembre & en janvier ; elles paroiſſent beaucoup plus ſouffrir de la pluie que de la gelée ; d'ailleurs à l'ouverture du cep, & à l'aide du microſcope, on n'apperçoit point de vaiſſeaux déchirés, de trames rompues; les utricules & les trachées ſont dans leur état naturel, elles ſont ſeulement flaſques, minces & plates ; la circulation s'y fait toujours, mais elle eſt très-foible, & la ſéve qui ſe trouve corrompue, y porte par degré la langueur & la mort.

Une autre différence qui eſt auſſi très-ſenſible; c'eſt que la gelée attaque ordinairement les ceps les plus vigoureux, parce qu'ils prêtent plus de ſurface à l'air extérieur, & qu'ils ont une ſéve plus abondante. Ces ceps gelés périſſent encore tout-à-coup, lorſque le froid a été un peu violent ; mais ils périſſent ſans ſigne extérieur de pourriture ; quelquefois même ils repouſſent abondamment depuis le collet, quand ils n'ont éprouvé l'action de la gelée que hors de terre. Au contraire, dans les ceps dont nous parlons, la gelée y fait ordinairement peu de ravages, il eſt même rare qu'ils en ſoient endommagés ; il y paroit toujours à l'extérieur une tache noire, une plaie qui ſuinte, qu'on appelle communément *chancre* ou *crevaſſe* ; l'exfoliation ne s'y fait que par degré, & le cep qui commence à être attaqué, perd tous les jours de ſa vigueur, & périt enfin quelque précaution que l'on prenne.

Une autre raiſon qui prouve encore évidemment que ce n'eſt point la gelée qui produit les triſtes effets dont nous parlons, c'eſt que dans une vigne dont le bas ſeroit emplanté de pineaux, & le deſſus de gamés, ce deſſus, quoique beaucoup moins exposé à la gelée, périroit cependant toujours plutôt que le pineau qui se trouveroit au-dessous lequel a la feuille plus tendre, & qui par là devroit souffrir davantage de l'action du froid. Nous avons indiqué plus haut les raisons pour lesquelles les gamés & les pulsards périssoient plutôt que les autres plants.

Ce n'est point non plus à la vétusté du cep à qui l'on doit attribuer ce dépérissement, puisque l'expérience journalière nous démontre que les ceps de deux ans périssent également comme ceux de trente, quarante ou cinquante ans, que les ravages sont même quelquefois plus grands dans les jeunes ceps que dans les anciens, parce que la substance ligneuse étant plus lâche, elle doit se ressentir plus promptement de l'altération d'une terre trop humide, dont les sels sont trop délayés, & qui, en perdant sa mucosité, a aussi perdu son ressort & son énergie ; elle prouve également, cette expérience, que si l'on remplace un pied de gamé ou de pulsard par un autre pied d'un an, & de même espèce, elle prouve, dis-je, que ce nouveau pied, quoique très-branchu & très-vigoureux, périt au bout de deux mois si on le plante dans la même terre qui n'auroit pas été renouvellée ; & si par hasard cette terre se trouvoit détrempée par une pluie abondante, on verroit le nouveau cep périr entièrement au bout de huit jours.

Ces différentes expériences que j'ai réitérées plusieurs fois dans plusieurs vignobles très-éloignés les uns des autres, sont autant de démonstrations complètes, qui nous font connoître la cause du dépérissement de nos vignes ; c'est, comme je l'ai déja répété, c'eſt un humide trop abondant qui a ſéjourné trop longtemps dans une terre déja un peu épuiſée, qui empêche les effervefcences convenables (11), qui affoiblit & pourrit les fibrilles ligneuſes, qui altère la ſubſtance mucilagineuſe, & s'oppoſe aux combinaiſons néceſſaires des cauſes premières & ſecondaires pour produire une végétation complète.

Mais pourquoi cet humide ſi préjudiciable aujourd'hui à nos vignes? n'a-t'il pas fait reſſentir plutôt ſes triſtes influences ? Pourquoi ſemble-t'il n'attaquer qu'un genre de culture, tandis qu'il épargne tous les autres ? J'ai ſenti toute la force de cette difficulté, & je n'ai pas craint de l'expoſer dans tout ſon jour; j'oſe même eſpérer que la réponſe que j'y donnerai, ſatisfera le cultivateur éclairé, qu'elle changera le ſoupçon en certitude, & qu'elle développera mon ſyſtême avec le plus grand avantage.

Si nos vignes n'ont pas reſſenti plutôt les triſtes effets dont nous nous plaignons aujourd'hui, c'eſt que l'altération d'une terre ne ſe faiſant que par la déperdition des principes fructificateurs, & l'affoibliſſement des ſels qui concourent à la végétation, il n'eſt pas étonnant que cette altération ſoit lente & comme inſenſible, parce que les ſels ſe renouvellant de temps à autre par mille circonſtances particulières (12), la ſubſtance muqueuſe peut encore ſe réparer & entretenir le végétal; cependant l'humide devenant toujours plus abondant que la nature du cep & de la terre ne le comporte, cette terre trop lavée s'épuiſe enfin par degré, & après un certain période, il n'eſt pas étonnant que ſes productions s'en trouvent altérées.

C'eſt dans la Stirie, c'eſt dans la haute Autriche, dans l'Alſace, c'eſt dans des pays plus froids & plus humides que les nôtres, où le dépériſſement s'eſt d'abord fait ſentir; il étoit très-naturel que notre climat, comme participant davantage aux qualités de ceux dont nous venons de parler, éprouvât les mêmes révolutions, reſſentît les mêmes effets. Qui ſait juſqu'où la contagion ſe répandra, ſi l'on ne prend point de précautions pour l'arrêter (13)! Nous oſerions cependant bien répondre que le Languedoc, la Provence, l'Italie & tous les autres pays chauds, où l'action d'un ſoleil ardent pénétre facilement l'intérieur des terres, n'éprouveront point, ou du moins ne reſſentiront que très-légérement les mêmes altérations.

C'eſt ſur la vigne & non point ſur

les autres productions naturelles, que la contagion se répand, parce que dans la vigne, la végétation étant continuelle & très-abondante, elle épuise par conséquent davantage le terrein ; les sels usés n'ont plus la force d'aiguillonner la terre, de lui *donner de l'amour*, selon l'expression des vignerons ; cette terre forme une espèce de *caput mortuum*, une substance froide, pesante, qui se trouvant encore délayée dans l'eau, ne peut plus avoir de force ni de vertu. Au contraire, dans les autres terreins, la végétation n'y est pas continuelle, les diverses productions qui se succédent, ne demandent pas les mêmes sels ; tandis que les uns s'affoiblissent & s'épuisent, les autres s'amassent, se préparent, se fortifient (14). Quand les fruits sont enlevés, l'air qui joue librement sur la surface du terrein, le desséche insensiblement jusqu'à une certaine profondeur ; il y apporte de nouveaux sels ; ces sels se combinent avec une chaleur & un humide modérés ; les principes fructificateurs fermentent, s'élaborent, se développent & promettent de nouvelles récoltes aussi abondantes que les premières, parce que la trop grande humidité se dissipe, & que toutes les déperditions se réparent avec avantage.

Ces principes sont si vrais & si invariables, que dès le moment que les Autrichiens, & les habitans des bords de la rivière d'Ens, eurent arraché leurs vignes, dès qu'ils eurent remué profondément leurs terres, qu'ils eurent laissé leurs terreins en jachéres pendant quelques temps, ou qu'ils les eurent ensemencés de quelques légumineux ou frumentacés, qui n'occupoient point longtemps le terrein ; dès ce moment, la terre y prit une nouvelle vigueur, elle perdit ſon humidité, ſa viſcoſité, elle amaſſa de nouveaux ſels, elle ſe trouva en état de les développer; on replanta les mêmes eſpèces de vignes qu'on avoit arrachées, on les replanta dans les mêmes terreins où elles avoient péri auparavant, & jamais ces plants n'ont été ſi forts, ſi vigoureux, ni d'un ſi grand rapport qu'ils le ſont aujourd'hui.

Tous ces faits, dont pluſieurs lettres particulières (15) me garantiſſent la certitude, ne nous permettent pas de douter des cauſes du dépériſſement de nos vignes; elles nous montrent auſſi, par une indication bien claire, les moyens de prévenir ces dépériſſemens ou d'y remédier : c'eſt ce que je vais tâcher de développer dans la ſeconde partie de cet ouvrage.

MOYENS de prévenir ou de remédier au déperiſſement des vignes de Franche-Comté.

CE ne ſont point ici des conjectures que l'on demande, ce ne ſont point d'ingénieuſes hypothéſes, des ſyſtêmes hardis, combinés & ſuivis, que l'on recherche. Trop ſouvent ces brillantes productions que l'on enfante dans le cabinet, perdent leur éclat dans l'exécution ; on s'échauffe, on ſe tourmente, on ſe ruine, & l'on reconnoit enfin que le ſpéculateur affirmatif eſt ſouvent très-éloigné de l'homme qui opére, qui obſerve, & qui doute. Le premier inſulte quelquefois la nature, parce qu'elle ne ſuit pas les routes qu'il lui aſſigne, parce qu'elle s'aviſe de confondre ſes idées & de mépriſer ſes plans. Le ſecond ne lui donne jamais de préceptes,

ceptes, il ſe contente d'étudier ſon ſecret dans le ſilence, il la ſuit dans ſes détours, il fait des expériences, il les renouvelle avec exactitude, il s'en tient à des réſultats certains : C'eſt donc l'expérience, & l'expérience ſeule qui doit guider tout obſervateur; c'eſt à la lueur de ce flambeau que j'ai marché, & je m'empreſſe de publier ici le réſultat de mes procédés (16).

Nous avons en Franche-Comté différentes eſpèces de terres, ainſi que différentes eſpèces de vignes. Parmi ces terres, les unes ſont meubles, légéres, pierreuſes; les autres ſont fortes, argilleuſes, marneuſes (17). On en voit quelques-unes qui ſont dans des poſitions baſſes, froides & humides; on en trouve d'autres qui ont des ſituations avantageuſes, elles ſont élevées ou en pente, & ont toujours les rayons du ſoleil. Parmi les différentes eſpèces de ceps, les uns, tels que le pulſard & le gamé, ont beaucoup de branches latérales, des feuilles larges & épaiſſes, des racines fortes & rameuſes, qui pénétrent profondément la terre & abſorbent beaucoup de ſels; les autres, tels que les pineaux ou le noirun, le grappenoux, le treſſau, le fromenteau, le luiſant noir, ont des feuilles plus minces, plus déliées, plus rares; ils ont moins de branches latérales, & leurs racines qui ſont plus rampantes que pivotantes, gagnent la ſuperficie du terrein, & demandent moins de nourriture. Il s'agit de combiner les qualités de la terre & du cep, pour en faire une plantation avantageuſe, & qui ne ſoit point ſujette à l'inconvénient dont nous parlons.

On ſait aſſez que la vigne en général, aime les terreins ſecs & ouverts, élevés ou en pente, (*) & qu'elle réussit rarement dans les terres basses, froides & humides. Cependant, comme il n'est guères possible de s'en tenir aux seuls terreins avantageux, on devroit au moins ne faire que des plantations les moins sujettes à l'altération que nous éprouvons, sur-tout si ces espèces donnent un bon vin. On devroit donc préférer les pineaux, les bregins, les morillons, les luisans noirs, les fromenteaux, & tous ceux qui ont les racines très rampantes; on devroit les préférer à tous les autres: on éviteroit déja par cette précaution plusieurs inconvéniens, & l'on se procureroit même plusieurs avantages que l'homme judicieux & sensé connoit parfaitement.

(*). . . . . *Denique apertos*
Bacchus amat colles. . . . .

Mais la cupidité, qui ne voit que l'avantage du moment, qui calcule ses vues & ses projets sur les profits qu'elle espére, la cupidité qui ne cherche qu'à accumuler, préfére toujours la quantité à la qualité. Par le plus déplorable de tous les abus, les plants de gamés étant d'un plus grand rapport, & courant moins de risques par les gelées du printemps (parce qu'ils repoussent ordinairement) se trouvent aujourd'hui emplantés dans tous les terreins; on arrache le bon plant dont le fruit n'est pas si abondant, pour lui en substituer un autre qui rapporte davantage, dont le vin est plutôt potable & se trouve plus rouge & plus corsé. Déja les plus beaux cantons de la Province sont dénaturés, le gamé l'emporte par-tout; & si le gouvernement n'y fait attention, bientôt notre Province, si reputée par ſes bons vins, perdra le crédit dont elle jouit depuis ſi longtemps ; au lieu de ce vin ſalubre, agréable, liquoreux, pétillant, qui fait l'ornement de nos tables, on ne verra plus par-tout qu'un vin dur, épais, mal-ſain, qui engourdit, loin d'aiguillonner, qui tue, loin de fortifier, & dont la plantation, ſelon nos remarques, & celles même de tous les vignerons, commence à éprouver, dans les années humides ſur-tout, ces grandes altérations, ces grands dépériſſemens, qu'on ne remarque qu'aſſez rarement dans les autres plants.

Je ne prétends cependant point qu'on doive arracher tous les gamés, & qu'on doive entièrement les proſcrire de la Province, je ſais qu'il y a pluſieurs terreins où ils ſont d'un grand rapport ; j'ai même remarqué que quelques-unes de nos terres, comme les terres fortes &

argilleuſes, ne ſupportoient guères que cette eſpèce de plantation, que les pineaux, les grappenoux, les luiſans, les morillons n'y croiſſoient que difficilement; j'avouerai même encore ſans peine, qu'on s'eſt reſſenti pendant plus de vingt ans, de l'effet du rigoureux arrêt qui ordonna en 1731 d'arracher indiſtinctement tous les gamés de tous nos vignobles. Mais l'on eſt forcé de reconnoître auſſi que ce plant eſt actuellement trop abondant, qu'il faudroit une reconnoiſſance exacte faite par des hommes intégres, intelligens & inſtruits de tous les terreins où peut croître le bon plant, & de tous ceux où il ne réuſſiroit pas; circonſcrire cependant encore certaines bornes à ceux-ci, afin que les vignes n'abſorbaſſent point inſenſiblement toutes les terres, & qu'il y eût toujours une certaine proportion entre les denrées qui nous conviennent.

Le choix des terres & des plants n'eſt point la ſeule choſe à conſidérer dans le ſujet qui nous occupe ; la cauſe principale du dépériſſement étant dans la qualité de la terre, comme nous l'avons prouvé, il importe de trouver des remédes convenables qui, en guériſſant nos terreins viciés, puiſſent auſſi ſervir de préſervatif à ceux qui ne le ſont point encore.

Ce ſeroit en vain que le ſuc des plantes ſeroit répandu dans le ſein de la terre, ſi des accidens particuliers dénaturoient ces ſucs nourriciers, ſi cette terre devenant trop humide, trop gluante, ne permettoit plus aux racines de s'étendre, & ne leur fourniſſoit plus une nourriture convenable. Le ſeul parti qui ſeroit alors à prendre dans ces circonſtances, ce ſeroit de la reſtituer, cette terre, dans ſon premier état ; ce ſeroit de la diviſer, de l'atténuer, d'y mettre des ſubſtances animales & phlogiſtiques, qui, en diſſipant l'humidité, la viſcoſité de cette ſubſtance viciee, la rendiſſent meuble, légére, & cependant nourrie, féconde & propre à une bonne végétation.

Tout le monde ſait que ce n'eſt qu'autant que la terre eſt meuble, que les chevelus & les racines peuvent s'étendre au loin, que les ſuçoirs des plantes, libres & dégagés, ſe rempliſſent des ſucs qui leur conviennent, parce qu'alors les ſels s'élaborent, & ſe combinent aiſément avec la terre; ils ont tout leur jeu, toute leur force; cette terre ſe charge de phlogiſtique, la ſubſtance muqueuſe ſe rétablit & produit néceſſairement dans la végétation les plus heureux effets.

Mais où les trouverons-nous, ces principes atténuateurs & fructificateurs, qui rendent à la terre ſa granulation, ſa divisibilité, sa mucosité, sa fertilité & toutes ses vertus ? La nature nous les présente de toutes parts, ils nous environnent, ils nous blessent les yeux, ils semblent attendre avec impatience l'heureux moment où une industrieuse activité les arrachera des lieux où ils croupissent si inutilement, & les mettra sur des terreins qui depuis longtemps ne rendent plus à ceux qui les cultivent, tous les avantages qu'ils auroient droit d'en espérer.

Un fumier choisi, mélangé, préparé, la suie des cheminées, la cendre neuve, la charrée ou cendre qui a servi aux lessives, la sciure des bois, la tannée ou le tan qui sort des fosses des tanneurs, le marc des graines de lin, de colza, de chenevis, de navettes, dont on a exprimé l'huile, & qu'on réduit en poussière, les substances animales, le sable même ou la vaſe des rivières deſſéchée, les ſubſtances granulées ou pulvériſées qu'on trouve dans les démolitions des vieux bâtimens, le gyps & la chaux; tels les différens remédes qui conviennent à l'état actuel de nos terreins viciés, & qui peuvent leur donner une fécondité qu'on auroit peine à imaginer, ſi les plus exactes expériences ne l'avoient appris de la manière la plus ſenſible.

Si je mets le fumier à la tête de tous les moyens que j'indique pour réparer nos terres, ce n'eſt pas que je le regarde comme le meilleur & le plus propre à remplir nos vues. Pris indiſtinctement & ſans régle, il augmenteroit le mal, loin de le prévenir ou de le guérir; il rendroit la terre plus viſqueuſe & plus humide; il occaſionneroit une fermentation peſtilentielle qui feroit pourrir tous les ceps; il attireroit une multitude prodigieuſe de limaçons, de gribouris, de bêches, de ſcarabées, & d'autres inſectes deſtructeurs ; il feroit croître mille plantes paraſites & ruineuſes ; les ceps qui auroient la force de réſiſter, donneroient peut-être encore à la vérité un raiſin gros, nourri, charnu, mais de mauvaiſe qualité, qui rendroit un vin fade, inſipide, peſant, flatueux, froid, qui ſouffriroit à peine le tranſport, & qui ne ſe conſerveroit pas longtemps (18) : tels les effets que produiroient dans une vigne, déja un peu altérée, le fumier de bœufs, celui de vaches, & principalement l'excrément humain, que les vignerons appellent *la poudrette* (19). Le fumier même de cheval, de mulet & d'âne, quoique moins gras que celui de vaches, ſi on l'employoit récemment, cauſeroit encore les mêmes ravages, parce que les particules adipeuſes qui ſe trouvent dans ces ſortes de fumiers, loin de diviſer la viſcoſité de la terre, la rendroient plus peſante, plus humide, & y exciteroient encore une fermentation dangereuſe ; cependant ces derniers fumiers, préparés avec art, l'ameubliſſent, cette terre, & peuvent la rendre très-propre à la végétation (20).

Pour que le fumier puiſſe atténuer la terre, il faut qu'il ſoit atténué lui-même, que la fermentation ſoit faite, qu'il ait perdu une grande partie de ſon humidité, que l'âcreté de ſes ſels ſoit amortie, que la ſubſtance nitreuſe ſoit un peu déflegmée. L'on obtient facilement tous ces effets, ſi l'on opére de la manière ſuivante.

Au-deſſus de chaque vigne, on doit creuſer une foſſe en longueur relative au terrein qu'on doit enfumer ; on porte dans cette foſſe, pendant le courant de l'année, tout le fumier de cheval, de mulet, d'âne, de porc, de mouton & de poule qu'on peut trouver ; on commence à faire un lit de fumier d'environ un pied d'épaiſſeur, qu'on couvre d'un autre lit de terre, d'environ cinq pouces ; on continue ſon travail, en gardant toujours les mêmes proportions : Au bout de l'année, ce fumier étant parfaitement conſommé, & la terre intermédiaire ſe trouvant chargée de débris de la fermentation, & enrichie par conſéquent d'un abondant phlogiſtique, on choiſit alors un temps ſec pour travailler la vigne, on étend la terre qui paroit gluante & humide, on la mélange avec celle qui ſe trouve à la ſuperficie, on la laiſſe un tant ſoit peu ſécher, on prend enſuite quatre jointées ou quatre écuelles, ou environ huit livres peſant de ce fumier préparé, comme nous avons dit ;

on y joint un ſixième de ſable très-ſec, & qui aura été expoſé au grand air pendant ſix mois : ce compoſé bien manipulé, on l'étend à quatre pouces des ceps, il en diſſipe l'humidité, rétablit la terre, & la met en état de produire d'excellens fruits, des fruits très-abondans.

Si je conſeille de faire ces creux en longueur, & au-deſſus des vignes, c'eſt afin que les pluies ne rendent pas inutiles les filtrations qu'elles occaſionnent toujours, & que ces ſucs ſe répandent inſenſiblement ſur toute l'élevation du terrein qui ſe trouve toujours la partie la plus ſéche & la plus aride. Si cependant on n'avoit pas l'aiſance de tranſporter ainſi ce fumier dans le courant de l'année, au ſommet des vignobles, on pourroit le former près des écuries, l'arroſer de temps en temps par des eaux de relavures, des eaux de lessive ou de savon, qui se perdent toujours si inutilement ; on se serviroit de ce fumier avec les mélanges & proportions ci-dessus marquées, & cet engrais pourroit tenir pendant six ans.

Le crotin de mouton & la colombine, comme plus maigres & plus dissicatifs, valent encore mieux pour les terreins dont nous parlons, que l'engrais précédent ; les particules nitreuses, résolutives & volatiles qui se trouvent dans ces espèces de fumiers, les rendent admirables, pour diviser, dessécher les molécules humides, pesantes & visqueuses de la terre ; on mélange ce fumier avec une égale partie de terre meuble ordinaire, on les laisse fermenter ensemble pendant l'année, on en met un panier à chaque pied de vigne, qu'on mélange encore avec la bonne terre qui eſt à la ſuperficie du terrein & qui environne le cep, & cet engrais peut durer quatre ans.

Le cultivateur ignorant & pareſſeux, va d'abord me demander, comment il eſt poſſible d'amaſſer aſſez de cette colombine pour l'engrais d'une vigne; cependant s'il la ramaſſoit ſoigneuſement, il verroit qu'un colombier bien fourni & bien entretenu, peut donner tous les ans cent trente ſacs de cet excellent fumier; ſi on le mélange avec autant de terre, on aura déja deux cents ſoixante ſacs. Eh! qui doute, qu'avec cette quantité de matières, on ne puiſſe venir à bout d'engraiſſer une longue vigne, ſur-tout ſi ce fumier dure quatre ans comme je l'ai avancé, & qu'on ait tout ce temps, pour en former un tas. Il eſt vrai que tout le monde ne peut pas avoir cette reſſource, mais

mais il en eſt d'autres qui peuvent y ſuppléer, & qui ont également pour elles l'expérience & les plus heureux ſuccès.

La ſuie des cheminées eſt auſſi un remède qu'on peut employer pour guérir les terreins viciés. Les qualités particulières de cette ſubſtance (21), annoncent aſſez l'effet qu'elle peut produire ; la ſuie eſt un eſpèce de charbon volatil qui contient une certaine quantité d'huile inflammable empireumatique avec de certains ſels (22). Or qui ne voit qu'un mélange de cette ſubſtance, avec une terre humide, froide & gluante, doit diſſiper cette viſcoſité meurtrière qui fait périr nos vignes ! En ſe combinant avec la ſubſtance terreuſe, elle rétablit le *mucus* & forme une excellente terre végétale. On doit la ſécher, cette ſuie, la mélanger avec deux tiers de terre ordinaire & bien granulée, mettre un demi panier de ce composé à chaque cep, & renouveller l'opération tous les trois ans.

Les Anglois ne se servent pas d'autre engrais pour les terreins bas & humides. Ils ont encore un autre motif qui les engage à se servir de cette suie; c'est qu'ils y trouvent un excellent préservatif contre toutes sortes d'insectes, qui se rencontrent également sur leurs terreins, quoique plus froids & plus humides que les nôtres.

La cendre neuve, & celle même qui a servi aux lessives, pourvu qu'on l'ait laissée au grand air pendant quelques semaines, desséchent également les terres & les rendent très fertiles (*). Il seroit

(*) *Effœtos cinerem immundum jactare per agros. Ne saturare pudeat ... Georg.* 2.

Je demande grâce à tous ceux de mes lecteurs à qui

ridicule de vouloir physiquer sur-tout ; & de prouver comment cette cendre agit sur une terre humide, qui a comme perdu son *mucus* ; comment elle lui rend du phlogistique & toutes ses vertus, sur-tout si le phlogistique des corps brûlés est dant l'état huileux : je me contenterai de dire, qu'on doit la mélanger avec une partie égale de terre commune bien divisée, & que l'effet de cet engrais dure aussi trois ans.

La tannée ou le tan qui sort des fos-

---

ces citations de Virgile pourroient déplaire. Je n'ai garde de confondre le grand poëte avec le physicien & le naturaliste ; mais je suis bien aise de rappeller de temps en temps, les idées & les usages des anciens sur la culture des terres ; je crois d'ailleurs faire honneur aux muses, à l'agritulture & aux arts, en répétant que le plus grand poëte & un des plus beaux génies du siécle d'Auguste, n'a point cru avilir ses talens en s'appliquant aux recherches sur la nature, & en consacrant les charmes de la poësie aux instructions qu'il vouloit bien donner aux cultivateurs de son temps.

ſes des tanneurs; le marc des graines de lin, de colzat, de chenevis, de navettes, produiſent auſſi de très-bons effets; on réduit ce marc en poudre, on le mélange avec les deux tiers de terre ordinaire; les particules inflammables & oléagineuſes qui ſe trouvent dans ces réſidus, ſe combinent avec les molécules terreuſes, leur donnent du reſſort, en abſorbant l'aqueux trop abondant qui s'y trouve. On peut mettre auſſi dans une ſemblable quantité de terre, toutes les ſubſtances animales quelconques, les retailles d'étoffes, les rognures de toutes les eſpèces de cuirs, le poil, les ongles (23), les cornes des animaux, les coquillages, &c (24). Il eſt aiſé de comprendre l'effet de ces matières gélatineuſes (25) ſur des terres où le mucilage eſt affoibli: j'en ai vu des effets ſurprenans, ſur-tout dans les terres légéres.

Le tan ne doit être employé que dans les terres fortes, où il devient très-avantageux, parce qu'il les divise, ces terres, & qu'il en absorbe l'eau. Mais il demande d'autres proportions; on doit mettre autant de terre séche & bien divisée que de tannée: Cette précaution produit son effet pour quatre ans.

Les substances granulées & pulvérisées qui se trouvent dans les démolitions des vieux bâtimens; le gravier, la vase ou le sable de rivière bien seché (26); la boue qu'on ramasse dans les rues, ont aussi une propriété merveilleuse pour réparer un terrein vicié, pour dessécher la terre & diviser le gluten qui lie les particules terreuses & corrompt les sucs. C'est la première expérience que jai faite pour dissiper l'humidité & la viscosité de la terre,

& c'eſt auſſi le premier eſſai qui m'ait réuſſi. Je le fis dans une vigne ſituée dans une terre forte & humide, & où toutes les années il périſſoit un très-grand nombre de pieds; je choiſis l'endroit de la vigne le plus critique, & je remarquai l'année ſuivante que le petit eſpace que j'avois ainſi amendé, ſe trouvoit le plus beau de la vigne; que les ceps s'étoient très-bien conſervés : tandis qu'au contraire dans les terreins voiſins, qui me paroiſſoient plus élevés & plus avantageuſement ſitués, & où je n'avois point pris la même précaution, j'y trouvai un grand nombre de ceps altérés, pourris; & je remarquai toujours que cette altération provenoit du vice de la terre, par l'inſpection que j'en fis. J'avois mis deux tiers de ce ſable avec un autre tiers de terre bien meuble & bien préparée, & je ne doute pas qu'en y faiſant jetter toutes les années quelques poignées de bon ſable, on entretiendra ce terrein en bon état, & qu'il ſera d'un bien plus grand rapport qu'auparavant (27).

En général, dans toutes les terres marneuſes & humides, on pourroit auſſi de temps en temps faire des creux à une certaine profondeur, où l'on mettroit des cailloux, des pierres ſpongieuſes, des craies, des débris d'uſtenſiles. Les anciens en connoiſſoient déja les avantages, & mettoient ces uſages en pratique pour déſſécher les terres, pour ſe précautionner contre des pluies trop abondantes (*).

(*) .... *Sparge.*
Lapidem bibulum . . . .
Inter enim labuntur aquæ, tenuiſq. ſubibit halitus.
. . . . *jamq. reperti*
Qui ſaxo ſuper atq. ingentis pondere teſtæ urgerent.
Hos effuſos, munimen ad imbres. . . . VIRG.

Quelques vignerons ſe ſervent auſſi avec avantage de la ſciure de bois, qu'ils mélangent avec la terre ; d'autres fois ils coupent leurs ſarmens en petits morceaux ſur le terrein même, ils le mélangent, & ce travail leur réuſſit parfaitement ; ces bouts de bois, jettés au haſard dans un terrein humide, aident non ſeulement à la filtration des eaux, mais ils rendent auſſi une terre argilleuſe plus légére & plus meuble, ils lui donnent de nouveaux ſels, très-analogues à la végétation qu'elle doit exciter ou entretenir.

Le marc de raiſins diſtillés, que les vignerons appellent communément *genne*, vaut ſans doute beaucoup mieux que le ſarment coupé ou la ſciure de bois, parce qu'il contient des ſubſtances fermenteſcibles, & rend beaucoup de phlogiſtique à la terre. On peut mélanger cette ſubſtance avec un demi-quart de terre ordinaire bien deſſéchée, & mettre ce compoſé aux pieds des ceps. Quelques vignerons y mettent auſſi de la lie de vin ; mais il en faut très-peu, & la bien mélanger avec des terres bien ſéches & bien granulées ; j'en ai vu les meilleurs effets. On ſent aſſez le rapport de ce ſuccès avec la cauſe qu'on indique ; c'eſt principalement dans les terres légéres qu'on doit faire ces eſſais.

Le gyps calciné & évaporé, produit également ſur des terres fortes, humides & viſqueuſes, l'effet que nous recherchons. Sa diſpoſition à ſe ſaturer promptement de l'humide qui l'environne; l'onctuoſité que nous y remarquons toujours dans ſa calcination, ſemblent aſſez nous déſigner comment il pourroit rétablir le *mucus* d'une terre épuiſée, comment en diviſant le gluten des molécules terreuſes, il peut les rendre propres à une bonne végétation. Ce furent les expériences faites par M. Kirchberguer, membre de la Société économique de Berne, & insérées dans le Journal de physique & d'histoire naturelle du mois de juillet 1774, qui me déterminerent à faire un essai en petit, avec ce plâtre ainsi calciné; j'en fis répandre sur la superficie d'un bout de champ fort maigre, qui rendit cette année là un bled beaucoup plus fort & plus abondant qu'à l'ordinaire; j'en fis mettre aussi à l'entour de quelques ceps de vignes, qui paroissoient languir; ils reprirent de la vigueur, porterent beaucoup de fruits, & paroissent encore aujourd'hui plus vigoureux que ceux qui les avoisinent. Cet excellent engrais devient peu coûteux, par la petite quantité qu'il en faut pour rétablir une vigne ou un champ. La gazette d'agricultute de 1774, N°· 61, en parle comme le Journal de physique. L'auteur avance que des expériences réitérées prouvent évidemment que six cents livres de plâtre produisent à-peu-près le même effet que trente voitures de fumier ; qu'il ameublit la terre également ; qu'il la prépare même plus avantageusement, attendu que ce plâtre n'attire point d'insectes. Il doit sans doute être préféré pour les vignes à la plûpart des autres engrais, parce que loin de communiquer un mauvais goût au raisin, il déflegme au contraire la terre de toutes ses particules fétides, en divise les molécules, dissipe son humidité, & aide les fibrilles à se tracer plus facilement des chemins nouveaux pour s'abbreuver des sucs nourriciers qui leur conviennent.

La chaux n'est pas moins utile pour rétablir la terre altérée de nos vignes (28);

& les expériences qu'on en a faites dans quelques vignobles de la province, dans un village près de Besançon sur-tout, où toutes les années il y périssoit un grand nombre de ceps ; ces expériences, dis-je, doivent engager tous les cultivateurs à ne point négliger cette ressource dans les circonstances présentes.

Si je voulois donner une dissertation scientifique & spécieuse ; si je préférois un vain étalage d'érudition à un langage naturel & simple, je ferois voir l'analogie de la terre calcaire avec la terre vitrifiable ; j'insinuerois comment celle-ci, quoique d'une nature opposée, peut cependant recevoir les principes de fécondation de la première ; je suivrois M. Baumé dans ses assertions sur la formation & la nature des pierres à chaux ; je ferois connoître comment elles ont toutes les propriétés communes des alkalis fixes, soit salins, ſoit terreux, quelques-unes des qualités particulières aux alkalis terreux, quelques-unes de celles qui ne ſe rencontrent que dans les alkalis fixes ſalins, enfin d'autres propriétés encore ſpéciales & caractériſtiques. Je ferois voir l'action des pierres calcaires ſur les matières glutineuſes, huileuſes, bitumineuſes, humides, l'effet ſingulier qu'elles devroient produire dans la circonſtance préſente; je parlerois de ſon aptitude à pomper, à abſorber la ſubſtance aqueuſe, à réchauffer des matières réfroidies, à diviſer des molécules trop ténaces; je rapporterois à ce ſujet les expériences de Macquer, de Vannelmont, de Henkel, de Geoffroy, de Hellot, de Daniel Ludovic, de Margraff; j'analyſerois, d'après ces grands Chimiſtes, la nature des ſels que la chaux contient; je ferois voir leurs propriétés, le réſultat de leurs combinaiſons avec le phlogiſtique, l'air fixe, & la ſubſtance terreuſe. Mais tout cet étalage d'érudition frapperoit ſans doute moins l'homme ſenſé, qu'une ſimple expoſition de pluſieurs expériences bien ſuivies, & qui ont toujours produit des effets invariables, certains & avantageux.

C'eſt toujours en petit que j'ai fait ces expériences, & je les ai toujours faites ſur pluſieurs ſortes de terreins; par cette manière de procéder, les comparaiſons ſe trouvent plus multipliées, les examens plus étendus, les vues plus raiſonnées, les indications plus ſûres...... J'en fis mettre en 1774 ſix meſures ſortant du four, dans un pré; j'en fis huit tas, que je plaçai à une diſtance convenable; je les couvris de gazon; ſur ce gazon j'y fis mettre un petit panier de crotin de moutons, & je recouvris le tout de deux pieds de terre. Je laiſſai ces ſubſtances en monceaux au grand air (29) & à la pluie, pendant quinze jours; je fis mélanger ensuite, par une exacte manipulation, toutes les substances qui composoient chaque monceau, je les laissai encore reposer dans cet état pendant douze jours, ensuite je les fis étendre sur le terrein (30); j'en fis préparer la même quantité que je fis étendre dans un champ assez humide & d'un petit rapport; j'en fis porter encore dans trois cantons de vignes assez éloignés les uns des autres, mais tous sujets à la maladie dont nous cherchons le remède. Le pré rendit l'année suivante beaucoup plus de foin; la mousse, qui y étoit très-abondante, disparut tout-à-coup; le champ, qui étoit très-froid de sa nature, donna un chanvre fort, nourri, élevé; il ne paroissoit pas avoir été semé dans le même temps que celui qu'on voyoit dans les champs voisins, où l'on n'avoit point fait ces essais. Pour ce qui est de la vigne, l'effet que cette chaux y produisit, m'étonna. Ce fut principalement dans un terrein, qui depuis huit ans ne rendoit presque rien; tous les plants qu'on y mettoit, périssoient dans la même année, quelquefois même au bout de dix jours; il n'y avoit que quelques raisins blancs, qu'on appelle communément melons, qui y réussissoient, encore de temps en temps il en périssoit quelques pieds; d'autres fois la feuille jaunissoit, le cep donnoit peu de fruits, & ces fruits avoient peine à mûrir. Mais dès le moment que j'y eus mis de la chaux, six pieds de pineaux & quatre de gamés, que j'avois toujours plantés, malgré mon peu de succès, me réussirent également; le gamé surtout y devint plus branchu, plus fort que par-tout ailleurs. J'arrachai au commencement

mencement de 1776, tous les melons pour y mettre des pineaux, qui jusques-là ne venoient guères mieux que le gamé, & cette dernière espèce est actuellement très-vigoureuse ; un verd foncé a succédé à un jaune sale & tranché de rouge; les feuilles ne sont plus ciselées, menues, rares, molles, traînantes ; elles se développent avec vigueur, se soutiennent avec force, s'étendent avec grace, & couvrent de leur ombre raffraichissante le raisin foible encore, & qui ne soutiendroit pas la continuité d'une chaleur vive & brûlante. Le vigneron voit d'un œil riant des fruits abondans & nourris, qui lui font oublier des jours de lassitude, de miséres & d'ennui ; & il espére trouver, par une opération facile dont il voit le succès, il espère trouver de quoi le dédommager dans la suite d'un travail long, pénible, rebutant & inutile.

C'eſt preſque toujours par des haſards que ſe font les plus heureuſes découvertes. Le premier qui dans notre province éprouva l'effet de la chaux ſur les terres froides & humides, n'eſpéroit guères les avantages qu'il en retira. Il faiſoit toutes les années pluſieurs fours à chaux qu'il vendoit à un prix très-modique. En 1763 ce particulier n'ayant pas trouvé à la vendre, cette chaux, il la répandit par une eſpèce de dépit, dans ſes champs ; il en retira de ſi grands avantages, que depuis ce temps il n'a plus penſé à en vendre ; il étendit cette découverte à d'autres objets, & il ne tarda pas à s'appercevoir de ſon utilité particulière dans les vignes, ſur-tout dans celles qui ſont ſituées dans des terres fortes, froides & humides.

Il n'en faut pas une grande quantité pour rétablir un terrein ; ſoixante meſures ſuffiſent par journal, & l'on ſait que le journal pour la province, eſt de trois cents ſoixante perches, & que la perche eſt de quatre-vingt-dix pieds. On la met par tas, comme je l'ai dit, pendant quelques jours, enſuite on l'étend ſur la ſurperficie de la terre. Mais pour les vignes dont les ceps pourriſſent, il y a quelques autres précautions à obſerver. On doit d'abord bien étendre & bien diviſer, par un temps ſec, la terre humide & viſqueuſe qui environne le cep (précaution abſolument néceſſaire, qu'on ne doit jamais oublier), on doit prendre un panier de te re bien granulée & un peu ſabloneuſe, y joindre deux tiers de notre composé; mêler le tout avec la terre viciée; étendre ce mélange dans la vigne, & principalement dans les foſſes & à l'entour des ceps. Cette opération eſt facile, & ſe trouve toujours couronnée du plus heureux ſuccès ; il ſuffit de la renouveller pour les vignes ſeulement tous les huit ans.

Il y a longtemps que des agronomes habiles ſavent tirer parti de la chaux pour les terreins épuiſés, froids & humides. M. Duhamel, que je cite toujours avec plaiſir, aſſure (*) qu'on peut faire un excellent engrais en mettant en tas une couche de gazon, puis une couche de chaux, ainſi alternativement. Quelque temps après, ſi parmi ce gazon il ſe trouve de la bruyère, de la fougére ou de l'ajonc, on en forme un fourneau auquel on met le feu, & ce composé ſe trouve excellent pour les terreins humides, & principalement pour les vignes.

(*) Élém. d'agricult. Éclairciſſement ſur ſon ouvrag. *tom. 2, pag. 400.*

Ce n'eſt que relativement aux vignes, & aux vignes viciées de notre province, que j'ai ſpécifié les proportions ci-deſſus marquées. Sans doute que pour améliorer des terres en grand, il faudroit d'autres proportions, d'autres mélanges, d'autres préparations; mais ces différens objets n'ont point de rapport avec la matière que nous traitons ici, je n'en parlerai donc pas.

On peut conclure de tout ce que nous avons avancé jusqu'à préſent, que la cauſe du dépériſſement de nos vignes étant dans la terre, comme nous l'avons démontré; que cette terre étant humide, viſqueuſe, froide, peſante, il faut néceſſairement, pour la remettre dans ſon premier état, lui rendre ſa légéreté, ſa granulation, ſa chaleur naturelle, ſa mucoſité; qu'on ne peut lui rendre ces propriétés qu'en la renouvellant, qu'en y mêlant des ſubſtances végétales ou animales, qui lui rendent du phlogiſtique, abſorbent ſon humidité, lui donnent de nouveaux ſels, rétabliſſent enfin la ſubſtance onctuoſo-ſaline qui eſt le vrai aliment des ceps, le grand véhicule de la végétation.

Indépendamment des remédes que je viens d'indiquer pour l'état actuel de nos vignes viciées, il eſt encore des précautions générales qu'un bon vigneron connoit ſans doute, mais qu'il ne doit jamais oublier de mettre en uſage. C'eſt ſouvent de l'exactitude à remplir des pratiques ſimples, faciles, minutieuſes même en apparence, que dépendent les plus grands ſuccès.

Vous donc qui par goût & par choix, cultivez la vigne que vos peres vous ont tranſmiſe; vous qui moins fortunés, êtes peut-être condamnés par la nature à planter des ceps dont vous ne recueillez pas les fruits, connoiſſez les reſſources de votre art, jouiſſez au moins du plaiſir délicat qu'inſpire toujours à une ame ſenſible la nobleſſe de ſes vues, l'étendue & la juſteſſe de ſes combinaiſons, le ſuccès de ſon travail : Ce prix de votre induſtrie ſera à vous ſeul, il vous flattera ſans doute ſi vous avez des amis, il vous flatteroit même encore, ſi vous n'aviez que des jaloux. Voyez d'un œil tranquille l'immenſe héritage de votre voiſin, mais n'ambitionnez que le terrein que vous pourrez cultiver avec aiſance & avec ſoin (*); connoiſſez d'abord la valeur de vos terres; dirigez vos plantations & vos engrais ſelon leurs qualités reſpectives (31); facilitez ſur-tout

(*) . . . . . *Laudato ingentia rura . . . exiguum colito.* . . . VIRG.

l'écoulement des eaux. J'aimerois aſſez des rigoles & quelques foſſés ſoutenus d'un petit mur, qui d'eſpace en eſpace recevroient les terres qui deſcendent toujours, ou que des pluies bruyantes cauſées par des orages pourroient entraîner. Si cependant ces murs & ces foſſés ne vous plaiſent point ; ſi vous les trouvez embarraſſans & coûteux, noubliez pas au moins de reporter auſſitôt au-deſſus des vignes les terres éboulées. Si le bois eſt vigoureux & ſain, vous pourrez encore le recoucher & multiplier vos foſſes dans les terres légéres. Si au contraire il eſt foible & languiſſant, recouchez plus rarement, que vos foſſes ſoient moins profondes. Gardez-vous bien de négliger l'uſage des croſſettes ou chapons ; cette excellente méthode eſt ſans doute bien préférable à cette habitude de toujours recoucher, qui ſe trouve ſujette à mille inconvéniens, qui dans les terres fortes & humides cause les plus grands ravages, & peut-être même une grande partie des dépérissemens actuels dont nous nous plaignons (32). Labourez-les souvent, vos vignes (*) ; ménagez cependant les racines des ceps, choisissez votre temps ; si vous les travaillez par des temps pluvieux, vous les perdez ; si changeant brusquement de méthode, vous prenez un temps trop sec, le soleil absorbera encore le peu d'humide qui les soutient, & elles en souffriront long-

(*) *Scilicet omnibus est labor impendendus, & omnes*
Cogendæ in sulcum, ac multâ mercede domandæ. Et ailleurs :
Est etiam ille labor curandis vitibus alter,
Cui nunquàm exhausti satis est . . . VIRG.

Columelle voudroit que depuis le mois de mars jusqu'au mois d'octobre, on les labourât presque tous les mois. Le vigneron va sans doute me dire que cela est impossible ; je ne veux pas répondre à cela. . .

temps. Lorſqu'un cep languit & qu'il eſt prêt à périr, arrachez-le auſſitôt ; remplacez-le par une croſſette bien nourrie, bien ſaine, coupée proche le collet, & dont les yeux rapprochés annoncent la fertilité & la vigueur (*) ; choiſiſſez-la ſur un cep jeune encore, mais cependant fort, & bien formé, & ſur-tout bien connu par les différens fruits qu'il vous aura déja donnés ; que vos échalas placés au nord, puiſſent un peu garantir les rejets foibles encore, contre la rigueur des froids ; ne les ſerrez point trop, ces tendres rejets (33), que leurs feuilles aient de la liberté & de l'aiſance ; qu'un vent léger puiſſe toujours les faire floter à ſon gré. Si vos terreins ſont froids &

(*) *Quæ raros habent nodos infœcundæ judicantur, & denſitas gemmorum fertilitatis indicium eſt.* Plin. *l.* 17, *ch.* 21.

humides, retardez de quelques jours l'opération de la taille, ne preſſez point trop votre labour. Si les gelées de l'hiver ou du printemps ont endommagé vos ceps ou leurs bourgeons, qu'une délicateſſe mal entendue ne retienne point votre bras; choiſiſſez un temps doux, & coupez ſans pitié tout ce que les froids auront altéré; ne laiſſez qu'une fléche au jeune plant (*); les ceps qui auront beaucoup porté, ménagez-les pour l'année ſuivante; laiſſez-leur moins de bois. S'ils ſont trop chargés de raiſins, n'écoutez point un vil intérêt du moment qui vous tromperoit; ſoulagez-les, ces fruits mûriront mieux, ils en deviendront plus beaux, & vous donne-

---

(*) *Nos autem magiſter artium docuit uſus, primi anni malleorum formare incrementa, nec pati vitem ſupervacuis frondibus luxuriantem ſylveſcere.* Col. c. 21.

ront un meilleur jus ; ébrouſſez de bonne heure, enlevez les fauſſes pouſſes, les vrilles & les druges qui épuiſent le cep, mais pincez-les avec délicateſſe & avec ſoin ; qu'une main robuſte & aveugle ne déchire point la jeune fléche, trop foible ſans doute pour ſoutenir ce rude effort. Quand vos raiſins auront à-peu-près leur groſſeur, enlevez alors la ſuperficie de la taille & de ſes jets (34) qui ſurmontent & entraînent le foible échalas. Gardez-vous cependant de trop arracher de ces larges feuilles qui ornent le cep ; loin d'enlever la nourriture au fruit de la vigne, elles lui en préparent une convenable, elles le garantiſſent de l'impreſſion des froids brouillards, ou des chaleurs brûlantes qui le deſſécheroient ſur ſa tige mal defendue (*).

(*) *Heù malè tùm mites defendet pampinus uvas ?* VIRG.

Lorſque vous vendangez, ſi la pluie vous ſurprend, ſuſpendez votre travail ; la vigne en ſouffrira moins, le vin que vous ferez ne s'en trouvera point affoibli, il en ſera plus vermeil & ſe conſervera plus longtemps. Après la récolte, malgré vos longues fatigues, donnez encore un léger coup de béche à la ſuperficie du terrein qui aura été le plus foulé ; il ſera mieux diſpoſé à recevoir les ſels que les neiges y apporteront pendant l'hiver (*), il retiendra plus aiſément les autres ſubſtances bienfaiſantes que les vents font circuler ſans ceſſe (35).

Enfin, malgré ma bonne volonté, malgré mes efforts ; je ſens bien que je ne

---

(*) *Id venti curam*
Et labefacta movens robuſtus jugera foſſor
. . . .
Seu plures calor ille vias, & cæca relaxat Spiramenta. VIRG.

puis cependant pas vous tout dire ; il y a mille petites circonſtances qui dépendent des lieux , des terres , de vos facultés , de vos aiſances , quelquefois même de vos uſages ; conſultez donc ſouvent votre voiſin laborieux & éclairé (36) ; voyez quelquefois le vieux vigneron qui dès ſon enfance a cultivé ſes propres vignes , & dont l'abondance a toujours couronné les travaux ; il achevera de vous inſtruire ſur ce qui pourroit m'être échappé. En ſuivant ces ſages conſeils qu'une aimable candeur vous dictera toujours ; en cultivant ainſi vos vignes avec art & avec méthode , vous verrez les ſuites heureuſes de vos attentions & de vos ſoins ; vous conſerverez dans un corps ſain un eſprit paiſible , une ame forte & tranquille ; votre ſort ſera ſans doute plus digne d'envie , que celui de ce riche voluptueux, qui du ſein de ſon oiſiveté entend, ſans plaiſir, comme ſans douleur, les cris du pauvre qui eſt preſſé par la faim, qu'il pourſuit cependant, qu'il opprime, ſans le haïr, quelquefois même ſans le connoître; votre état ſera plus honorable & plus doux que celui de ce Sibarite, qui après avoir épuiſé toutes les reſſources de la molleſſe, ne peut plus avoir de goût, ni pour les jeux de l'innocence, ni pour la touchante ſimplicité de la nature; qui ſe trouve enfin réduit, en terminant ſa courte carrière, à traîner tout à la fois dans un corps uſé, une jeuneſſe languiſſante, une ame éteinte, qui forme à peine quelques foibles deſirs, & qui ne ſauroit plus vivre que pour l'ennui, les remords & la honte.

Heureux donc, l'homme ſenſé, le philoſophe, qui connoiſſant mieux ſes avantages & ſes droits , ſait encore s'arracher du tumulte des affaires, abandonne quelquefois ces brillantes chiméres qui l'amuſent , ces ſpéculations ſublimes qui le raviſſent , pour deſcendre dans le ſein de la nature , la cultiver dans le ſilence , étudier ſes voies & connoître ſon ſecret (37). Heureux le mortel qui aimant les douceurs de la vie champêtre (38) , ſacrifie quelquefois l'honneur de paroître grand, à la gloire d'être utile ; partage encore les ſoins du cultivateur abattu , préſide à ſes travaux , dirige ſes vues , raſſemble au jour de fête les habitans du hameau , ſe délaſſe avec eux des fatigues de la veille , ſe plait au milieu d'eux comme un pere au milieu de ſes enfans , ſourit à leurs naïves careſſes , & d'un air gai leur montre encore l'ouvrage du lendemain (39). Heureux le ſage qui préférant le le féjour paifible de la campagne au bruyant tourbillon des villes (40), encourage au travail le jeune homme robufte, en lui montrant fon pere décrépit, dont le bras foible ne peut plus cultiver une terre qu'il a tant de fois trempée de fa fueur, dont la main chancelante ne coupe plus qu'avec peine le rejet vigoureux du cep qu'il a planté. Heureux le fage, & mille fois heureux, qui réjouit pour plufieurs jours la mere de famille, en careffant un moment fon enfant trop jeune encore pour adoucir fes peines, partager fon travail & abréger fes fatigues; qui fe promene avec le vieillard dans la faifon des beaux jours; qui differte, qui fe repofe avec lui fous une treille fleurie, fous une touffe de pampres qui reverdit toujours (41), lui parle de la vigne & de fon fruit, lui fait oublier des jours fâcheux en lui rappellant ces annnées d'abondance qui couronnoient jadis un travail éclairé, opiniâtre & constant ; lui adoucit les amertumes de la vieillesse, en lui montrant la fleur des champs, le raisin qui commence à mûrir, & dont le jus délicieux va réparer encore des forces épuisées...... (42). Cest ainsi que la philosophie depuis si longtemps en contraste avec la sagesse, rentreroit dans tous ses droits ; les arts perfectionnés, la nature en paroîtroit plus belle encore ; le cultivateur indigent, devenu riche & éclairé, montreroit avec allégresse son bienfaiteur & son maître ; l'homme se rapprocheroit de l'homme; cet espace immense qui semble séparer deux êtres de la même espèce, la nature le combleroit, elle feroit le lien le plus doux & le plus fort de la société ; l'abondance, la paix & la joie reparoîtroient encore une fois sur la terre, on goûteroit peut-être le vrai bonheur.

NOTES.

(1) L'Auteur de la médecine expérimentale imprimée à Paris chez Duchesne en 1775, fait déja mention de cette maladie des vignes qui a commencé dans la haute Autriche, & qui s'est ensuite répandue dans l'Allemagne, où on la désignoit sous le nom de *glaber.* Je n'ai point vu l'analyse qu'on a sans doute faite des terres de ces cantons; mais si l'on y voit les mêmes symptômes que dans les nôtres, peut-être que le nom *d'épuisement* conviendroit mieux à ces terres que toute autre dénomination.

(2) Dans la plûpart des cantons de la haute Autriche, on a replanté des vignes dans les mêmes terreins d'où on les avoit arrachées cinq ans auparavant, & ces vignes ont très-bien réussi.

(3) Dès-lors qu'on s'apperçoit de cette tache noire, le plus court parti, c'est d'arracher le pied de vigne ainsi vicié, d'enlever la terre qui l'avoisine, de l'étendre par un temps chaud, de laisser la fosse ouverte pendant quatre ou cinq jours de beau temps, de renouveller la terre avec les mélanges que j'indiquerai ci-après, & d'y mettre enfin un nouveau pied de vigne: la suite de mes raisonnemens & de mes expériences, mettra tout ceci dans le plus grand jour.

(4) Il en faut cependant excepter certaines vignes dont le dessus est marneux & aqueux, comme on le voit à Trémont, territoire de Laissey près de Roulans.

(5) L'humidité bien ménagée tient en dissolution les sucs végétatifs; elle passe avec eux dans le végétal, & en fait partie. Elle tient en dissolution les substances terreuses, qu'elle distribue dans le végétal, pour lui donner ensuite la solidité qui lui convient. L'air n'est pas moins nécessaire; les plantes qui respirent, pour ainsi dire, par leurs pores, assimilent avec elles une grande partie de cet air, & en rendent aussi une partie, comme M. Hallés l'a démontré dans sa statique des végétaux; mais c'est à la chaleur à qui l'on doit principalement les heureux effets d'une végétation quelconque. Sans elle tout est dans l'inaction dans la nature; c'est elle qui est le premier mobile du mouvement; c'est elle qui est le premier principe de la fluidité & de la liquidité, qui permet aux différens sucs végétatifs de se combiner d'une infinité de manières, & de produire toutes les substances qu'on retire du régne végétal, & du régne animal. Voyez l'excellent discours de M. Baumé sur les argilles.

(6) Les modernes ont fait quelques tentatives pour essayer de déterminer la petitesse des dernières molécules qui composent la substance aqueuse. Cette étonnante divisibilité, qui se refuse à toute mesure, se manifeste de plusieurs façons; par exemple, les ouvertures des vaisseaux exhalans qui s'ouvrent sous l'épiderme, & par lesquelles l'eau de notre sang s'échappe de tous les points du corps sous la forme d'une transpiration insensible; ces ouvertures sont si petites, qu'un léger grain de sable, selon le calcul de Leuvenhoek, en peut couvrir 2400. Le degré de chaleur qu'on introduit dans l'eau, lorsqu'on la fait bouillir, cause une telle subdivision dans les petites particules dissoutes en vapeurs, qu'elle occupe un espace de treize mille fois, selon Eller, & de quatorze mille fois, selon Macquer, plus grand que celui qu'elle occupoit sous la forme d'eau; la preuve en est facile, en mettant une seule goutte d'eau dans le fonds d'un verre à boule, dont on fait les thermométres. Ces expériences sont rapportées par la plûpart des Physiciens & des Chimistes.

(7) Elle ne se change cependant point en terre, comme l'ont prétendu quelques Chimistes; & les expériences de *Vigner*, de *Boële* de *Margraff*, qui en ont distillé une petite quantité mille fois de suite, & qui en ont retiré à chaque fois une terre fixe au feu; ces expériences, dis-je, ne détruisent point le sentiment de *Boherrhave* & des Chimistes modernes, qui soutiennent avec raison que l'eau est un élément absolument indestructible & inaltérable. Les dernières expériences de M. *Lavoisier*, de l'Académie des Sciences, ne laissent d'ailleurs aucun doute sur ce sujet.

(8) M. Eller a éprouvé que huit onces d'eau commune, en ont dissout neuf & demie de vitriol verd, neuf onces de vitriol bleu, trois onces six gros de vitriol de Goslar, quatre onces de salpêtre raffiné, trois onces quatre scrupules de sel commun, trois onces & demie de sel fossile, & autant à-peu-près de sel marin, une once & demie de tartre vitriolé, une once cinq dragmes d'*arcanum duplicatum*, trois onces de cristal minéral, trois onces & demie de sel de Glauber, quatre onces de tartre soluble, quatre onces de sel d'Epsom, cinq onces & demie de sel Sedlitz, trois onces de sel Seignette, deux onces & demie de Salmiac purifié, *&c.*

Huit onces d'eau, après avoir été entièrement saturées de neuf & demie de vitriol verd, cette eau a encore dissout une once & demie de sel Sedlitz, deux dragmes de salpêtre raffiné, trois onces de sucre raffiné, *&c.*

L'eau dont on s'eſt ſervi pour faire ces expériences, étoit une eau de fontaine bien pure, & qu'on avoit bien diſtillée. On prenoit huit onces de cette eau pour chaque ſel bien purifié & mis en poudre ; la température de l'air étoit alors, ſelon le thermométre de Fareinhit, entre quarante & quarante-deux degrés, & ſuivant celui de M. de Réaumur entre huit & dix. Le mercure dans le baromêtre s'arrêtoit en ce temps là à vingt-ſept pouces dix lignes, meſure de Paris. *Voyez* Mémoire de l'Acad. de Berlin 1750.

(9) L'expérience fait ſouvent voir cette vérité, à l'égard même du végétal le plus ſec ; il rend de l'eau près de la moitié de ſon poids. On ne parle point ici de l'eau de végétation qu'on voit dans un arbuſte récent, & qu'on peut ſéparer par expreſſion ou par deſſication (puiſque Ray, ce ſavant Écoſſois, aſſure avoir reconnu par ſa propre expérience, que le ſuc qu'on peut retirer du bouleau au printemps, peſe autant que tout l'arbre entier avec ſes branches & ſes racines. *Tranſact. philoſ. an. 1668, n. 43*) Cette eau, qu'on peut ainſi ſéparer de la plante, ne fait point partie de la ſubſtance du végétal, puiſqu'elle peut en être ſéparée ſans qu'il perde ſes autres propriétés ; nous entendons ſeulement parler de l'eau qui fait partie du végétal, ou qui lui ſert de principe conſtituant, & qu'on ne peut en ſéparer ſans le détruire.

(10) Quelques perſonnes ſimples pourroient m'objecter qu'on ne les voit pas, ces eaux ni cette humidité, ſur la ſuperficie du terrein ; mais elles ne ſavent pas que les terres argilleuſes & marneuſes ont la propriété de les retenir exactement à une certaine profondeur, & que c'eſt pour cela qu'*en général* ces terres ne valent rien pour les vignes. On voit encore aſſez ordinairement dans ces ſortes de terreins des petites ſources qui ſe trouvent placées ou au-deſſus, ou au bas, quelquefois même au

milieu de la vigne, & qui désignent assez la cause de leur dépérissement.

(11) Les Chimistes désignent par ce mot *d'effervercence*, une espèce d'agitation intérieure qu'éprouve un liquide, dans le sein duquel s'opére actuellement l'union chimique, de certaine substance; elle différe essentiellement de la *fermentation.*

(12) On sait que lorsqu'on expose à l'air libre, le *caput mortuum* du vitriol, que l'on nomme *colchotar*, dont l'esprit a été séparé par la distillation; on sait que cette matière attire & se charge d'un nouveau sel, dont on retire un esprit même supérieur au premier; & que des cailloux exposés à l'air sous un toit, pendant les mois de l'été, s'imprégnent de même d'une matière saline; ce qui prouve que l'air qui circule à l'entour du globe, reçoit continuellement des exhalaisons de toute espèce, qui s'élevent des terres & des mers; ces exhalaisons ne sont autre chose que des substances sulphureuses, salines, vitrioliques, ammoniacales, & sur-tout nitreuses qui y paroissent très-abondantes: Voilà ce qui peut véritablement restaurer les terres. Voyez la manière de recueillir le sel de l'air par Elshotius, Médecin de l'Électorat d'Édimbourg. *Lettre du 21 août 1674.*

(13) Quand je parle de contagion, on entend bien que ce terme ne doit pas être pris à la rigueur; la cause que j'assigne du dépérissement de nos vignes le fait assez sentir; il est bien à présumer que la maladie des vignes de la haute Autriche a eu la même cause. En ce cas il ne seroit toujours pas surprenant que ces pays, plus froids & plus humides encore que les nôtres, aient éprouvé plutôt que nous les altérations dont nous nous plaignons aujourd'hui.

(14) Tout le monde sait que si l'on semoit trois ou quatre fois de suite du bled dans le meilleur champ,

ce champ, quoique bien conditionné, ne rendroit presque rien dès la troisième année, parce que les sels analogues au bled se trouveroient presque épuisés. On y seme donc ordinairement du seigle dès la seconde année, ensuite quelques légumes de carême, du maïs, *&c.* Ces dernières productions, quoiqu'elles tirent autant, & peut-être plus de nourriture de la terre que le bled, n'épuisent cependant que les sels relatifs à la combinaison de leurs molécules constituantes, puisque le bled qu'on y seme l'année suivante y devient ordinairement très-beau, tandis que les mêmes légumes ou le maïs n'auroient rien valu si on les eût semés une seconde ou troisième fois de suite sur le même terrein. Virgile disoit déja :

Illa seges demùm votis respondet avari
Agricolæ, bis quæ solem, bis frigora sensit
Illius immensæ ruperunt horrea messes.

Les vignes ne se renouvellant point par d'autres plantations, & occupant toujours le même terrein, on conçoit aisément, comment après un certain période, on doit aider la terre un peu épuisée, en la renouvellant, en dissipant sa trop grande humidité, en lui rendant aussi de nouveaux sels, analogues à la plantation qui y subsiste toujours.

(15) Die 8 maii *1776*: Quot destructæ vineæ! quot lacrymæ irriguerunt palmites! Sed dormit nunc hîc cruenta pestis illa ; & jamjam variis in locis ramosa frugiferaq. vinæ floret ; alii humidam exsiccavêre terram illam & opertam mortis caligine, granulatam summiserunt ; alii calcem pulverariam, alii mille millia hujusmodi, alii tandem terram neglexerunt, requievit terra, & posteà fructum dedit centuplum tunc memiri illud. *Levitici cap. 25, v. 3. sex annis putabis vineam tuam, colligesq. fructus ejus ; sep-*

imo autem anno sabbathum erit terræ, requietionis Domini, vineam non putabis; & illud Exod. cap. 23. *Anno septimo dimittes eam, & requiescere facies; sic facies in vineâ, & in oliveto tuo.* O miranda *lex Domini! Scrutemur eam die ac nocte, & operemur; & hæc omnia etiam temporalia adjicientur nobis.* . . . . J'ai encore deux autres lettres de ces mêmes cantons, où l'on me dit à-peu-près la même chose; mais il y a tant de morale & si peu de physique dans ces deux lettres, que je me crois dispensé d'en rien transcrire.

(16) Quoique le systême que j'ai établi sur les causes de la maladie de nos vignes, ait paru très-vraisemblable, & même très-certain à de bons Physiciens & à d'habiles Chimistes, je ne suis cependant pas tellement attaché à mon opinion, que je sois prêt d'entrer en lice avec tous les argumentateurs pour soutenir mon sentiment; je suis pacifique dans mes conjectures; & je leur abandonne aisément d'avance tout ce qu'ils voudront à cet égard; *L'expérience! l'expérience!* Voilà la vraie partie de mon ouvrage. Eh! qu'importe au vigneron que je me sois trompé sur la cause du dépérissement de ses vignes, sur le nom qu'on doit donner à ce dépérissement, pourvu que je lui apprenne des remédes simples, faciles, peu coûteux, qui produisent des effets aussi certains qu'avantageux; des remédes qui guérissent enfin ses vignes du triste état où elles sont actuellement! Voilà, sans doute, tout ce qu'il exige de moi; aussi n'ai-je point oublié que c'étoit pour lui principalement que je travaillois. Je me dispenserai donc de donner de longues dissertations sur le *comment* de mes opérations. Je ne perdrai point de temps à expliquer certaines contradictions qui pourroient être apperçues par un Chimiste pointilleux & peut-être trop savant; je me contenterai seulement de dire ici, que la plûpart des résultats que j'indique, ont été apperçus & soupçonnés par plusieurs concurrens; qu'il y en a même un (celui qui a eu le second *accessit*), qui a fait les mêmes expériences que moi, & qui en a annoncé exactement les mêmes effets. Ces assertions positives, d'un cultivateur éclairé par plus de quarante ans de travail, donnent une grande probabilité aux remédes que je prescris.

(17) M. Pott donne une autre division des terres; il les divise en terres argileuse, gypseuse, vitrifiable & calcaire; mais on peut les réduire à deux classes, en vitrifiable & calcaire, ainsi que le pense M. Baumé dans sa chimie expérimentale, & sur-tout dans son excellente dissertation sur les argiles, présentée à l'Académie de Bordeaux. Il prouve que l'argile n'est pas une matière terreuse pure, mais un sel vitriolique à base de terre vitrifiable. Il en est de même de la terre gypseuse de Pott, puisque c'est l'union de la terre calcaire, avec l'acide vitriolique à base de terre calcaire. Les vignerons, qui ne sont pas si savans que les Chimistes, divisent autrement les terres; ils les divisent en *terre froide*, *terre brûlante* & *terre franche*; les *terres froides*, suivant les cultivateurs, sont les marnes; les argiles, que l'on nomme aussi *terres glaises*, ils les appellent *froides*, parce qu'elles ont la propriété de retenir très-longtemps l'eau des pluies, & de retenir également les végétaux dans un trop grand état d'humidité & de fraicheur; les terres brûlantes sont les sables, les graviers, qui contiennent peu de terres propres à la végétation; on les appelle *brûlantes*, parce que l'eau s'y évapore facilement, qu'une partie y descend à une grande profondeur, tandis que l'autre s'évapore promptement par l'ardeur du soleil; ils rangent encore dans cette classe les tufs calcaires & les craies. *Les terres franches* sont un composé des deux terres dont nous venons de

parler, & c'eſt ce mélange bien proportionné qui fait la bonne végétation. On comprend facilement que ſi la croute ſupérieure de la terre étoit toute ſabloneuſe, ou un ſimple amas de gravier & de ſable, un terrein de cette nature reſteroit néceſſairement ſtérile, parce que la pluie y paſſeroit d'abord comme par un crible, le reſte de l'humidité ſe trouveroit deſſéché par l'ardeur du ſoleil, & le vent renverſeroit aiſément dans ce ſable mouvant les plantes qui s'y rencontreroient, & empêcheroit encore le développement de tous les germes; d'un autre côté, ſi l'argile ſe trouvoit privé de tout gravier ou de ſable, il formeroit en peu de jours une maſſe ſi cohérente, que les germes des grains & les tendres racines des plantes y ſeroient indubitablement ſuffoqués; l'eau qui pourroit y être renfermée, y ſéjourneroit des ſiécles, & ne ſerviroit qu'à nuire encore à toute eſpèce de végétation. Quant à la terre que la deſtruction des végétaux nous prépare, qu'*Eller* nomme terre *adoptive*, il eſt bien certain qu'elle eſt très-propre à la végétation, à cauſe de l'abondance de la matière inflammable qu'elle contient; mais elle perdroit bientôt ſes avantages ſi elle reſtoit ſeule; cette terre purifiée de tout gravier & très-légére, donneroit trop de priſe au ſoleil, la ſubſtance muqueuſe ſe deſſécheroit, ſe diſſiperoit, il ne reſteroit plus qu'une pouſſière légére & ſtérile, qui ſeroit bientôt emportée au gré des vents. On ne doit cependant pas oublier que c'eſt toujours la *terre argileuſe* qui contient les plus grands principes qui ſervent au développement des végétaux : Eller y a trouvé un eſprit empireumatique, huileux, très-abondant, ce qui fait voir qu'elle contient auſſi beaucoup de matière inflammable; cependant dans ſon état de pureté, elle ne peut rien produire, comme je viens de le dire, il faut qu'elle ſoit mélangée. On peut conſulter là-deſſus le mémoire de M. de Baumé, qui n'a ſans doute point été aſſez connu dans le temps ; je m'en ſuis ſervi pour ces remarques : l'auteur inſtruit tout à la fois le Chimiſte, le Naturaliſte & le Cultivateur. Voyez les pages *62, 65, 66* : j'ai réitéré moi-même la plûpart des expériences qu'il y expoſe, & je me ſuis convaincu de plus en plus de la ſolidité de ſes principes.

(18) Voyez le traité de la vigne par M. Bide, *tom. 1, art. des fumiers.* Rien n'eſt ſi frappant, dit M. Duhamel, dans ſes élémens d'agriculture, *tom. 1, l. 2, ch. 2, pag. 115*; rien n'eſt ſi frappant que la différence de qualité qui ſe trouve entre des vins produits par une vigne non fumée, & celui que donneroit une vigne où l'on auroit mis beaucoup de fumier; auſſi n'en met-on point dans les bonnes vignes de Champagne ... M. Tull, en traitant cette matière, va encore bien plus loin que M. Duhamel. Voyez ſon traité, *pag. 125.*

(19) M. Homberg a reconnu que douze onces de matière fécale deſſéchée au bain-marie, ſe réduiſoit à une once ; elle ne perd cependant par cette opération que ſa liqueur aqueuſe ſeulement. Coll. Acad. part. étrang. *tom. 3, pag. 280.*

(20) La raiſon principale qui nous fait regarder le fumier de bœufs ou de vaches comme préjudiciable aux vignes dont nous parlons, c'eſt parce que ce fumier eſt très-humide ; ces animaux urinant ſouvent, donnent encore des excrémens fort liquides de leur nature ; cette liquidité s'oppoſe néceſſairement à la fermentation, & loin de donner une ſubſtance propre à diviſer la terre, elle produit préciſément l'effet contraire.

L'excrément de cheval eſt beaucoup plus ſec, & fait un fumier bien moins humide ; la fermentation s'y fait plus promptement, & devient par là plus propre à diviſer les terres.

Le fumier de mouton eſt encore plus ſec que les autres, parce que le mouton urine rarement, & que son urine d'ailleurs n'eſt point abondante; on remarque auſſi que ce fumier contient une ſubſtance ſaline, extractive, ſavoneuſe, qui eſt très-avantageuſe au développement des plantes : Par ces mêmes principes de ſiccité dans les excrémens, on doit juger de la qualité de la colombine, qui ne ſe trouve humectée d'aucune urine. Tout ceci donne auſſi un grand jour ſur ce qu'on appelle aſſez improprement *fumier chaud* & *fumier froid*.

(21) Ces qualités doivent cependant varier ſelon la nature des ſubſtances inflammables qu'elle contient; les végétaux dont on ne retire point d'alkali volatil, doivent fournir une ſuie différente de celle des matières animales; mais en général, la ſuie a une ſaveur âcre, amère & empireumatique; elle fournit dans l'eau une matière colorante qui eſt de quelque uſage dans les teintures, ce qui annonce qu'elle contient des particules ſalines, huileuſes, ſavoneuſes, *&c.* Dans la diſtillation à la cornue, on en retire du phlegme, de l'alkali volatil, partie concret, partie liqueur; il reſte dans la cornue une matière charbonneuſe qui, ſelon quelques Chimiſtes, contient une grande quantité de phlogiſtique; après l'incinération, on en retire cependant encore quelquefois de l'alkali fixe.

[22] Ce n'eſt pas préciſément l'abondance des ſels *en général* qui rend une terre fertile & propre à une bonne végétation; c'eſt leur élaboration & leur combinaiſon avec la ſubſtance terreuſe; l'expérience nous prouve même que la trop grande quantité de ces ſels eſt très-nuiſible au développement des plantes, s'ils ne ſont point mélangés & préparés dans de juſtes proportions. Dans les ſalines, où l'on prépare le ſel par évaporation ſur le feu, on jette ordinairement ſur les terreins voiſins les matières ſalines de rebut, & l'on s'apperçoit toujours que ces terreins ne rapportent rien; tandis que leur ſurface demeure ſalée, ils

ne commencent à ſe garnir de végétaux que lorſque les pluies ont diſſout le ſel & l'ont filtré dans les terres au-deſſous des racines ; cela nous prouve que ces ſels ne ſervent principalement à la végétation que lorſqu'ils ſont combinés avec des ſubſtances capables d'adoucir leur acrimonie, ou pour mieux dire, lorſqu'ils ſont dans un état ſavoneux ; c'eſt pour cette raiſon que la poudrette, ou la matière fécale humaine, ſeroit nuiſible, ſi on l'employoit récemment, parce que la grande quantité de matières ſalines qu'elle contient, brûleroit & corroderoit les plantes du moins les premières années. Auſſi à Paris, & dans différentes villes du royaume, on ne ſe ſert de cette matière qu'après qu'elle a reſté trois ans au grand air & à la pluie.

(23) Dans le pays Meſſin ils y mettent des ongles de moutons ; ils appellent cet engrais *ingliottes*, & s'en trouvent très-bien ; lorſqu'ils provignent, ils mettent une poignée de ces ongles ſur chaque provin.

(24) M. Baumé croit que les coquilles d'huitres, d'œufs, *&c.* contiennent dans l'état naturel plus de matière inflammable que les pierres calcaires ; par la même raiſon, les mêmes coquilles doivent produire une chaux beaucoup plus forte, parce que leur matière inflammable donne lieu à la formation d'une plus grande quantité de cette ſubſtance ſaline-alkaline. Nous verrons plus bas l'effet que les matières calcaires produiſent ſur les terres.

(25) Cette ſubſtance gélatineuſe eſt très-abondante dans les animaux. Si l'on fait bouillir dans l'eau les os, les membranes, les tendons, les nerfs, les cornes ſurtout d'un animal, ſi l'on fait évaporer cette eau juſqu'à un degré convenable, elle ſe coagule comme une vraie gelée. En pouſſant l'évaporation plus loin, on en obtient une colle, enſuite une eſpèce de corne tranſparente qui eſt dure & ſolide. Si on diſtille cette matière géla-

tineuse séchée dans une cornue au feu gradué, on en retire exactement les mêmes produits que dans les substances animales. *V*. Macquer. Nous avons déja fait sentir plus d'une fois les rapports qui se trouvent entre les substances animales & les substances végétales.

(26) Les Naturalistes exacts & scrupuleux distinguent le sable du gravier; cependant ils ne différent entr'eux que par leur figure. Le sable est extrêmement menu & d'une forme sphérique, quand on l'examine à la loupe; le gravier est plus gros & montré à la loupe des particules de toutes sortes de formes irrégulières, & qui ne sont, à proprement parler, qu'une infinité de petits cailloux mêlés avec les autres terres; ils tiennent le premier rang parmi les vitrescibles, & laissent voir dans leurs substances presque transparentes une vitrification comme naturelle qui le défend contre l'action de tous les dissolvans connus jusqu'ici; le feu même le plus vif ne les altére que par le moyen d'un alkali qu'on y ajoute.

(27) M. Duhamel avoit déja fait la même observation avant moi : » Celui qui a une terre argileuse & compacte, la rendra fertile, dit-il, s'il y joint des substances » qui en diminuent la ténacité : ne fût-ce qu'un sable » pur & infertile. Observ. gén. sur les engrais, *paragr.* 4. *l.* 2, *ch.* *pag* 213.

(28) Les substances calcaires, dit M. Baumé, mém. sur les argiles, *pag.* 69, méritent la préférence pour rétablir une terre, parce qu'elles ont la propriété de se bien mêler avec les argiles, de les décomposer, & de s'en séparer plus difficilement que les terres vitrifiables. Eller avoit déja remarqué que la matière visqueuse qui compose la terre argileuse ne pouvoit guères se dissoudre que par des alkalis; il tenta cette dissolution, 1°. En faisant bouillir longtemps de l'argile avec de l'eau distillée. 2°. Dans l'esprit de vin bien déflegmé, il ne réussit

point, il fut obligé d'en venir aux alkalis; il trouva alors sa terre argileuse bien changée, elle ne ressembloit plus à ce qu'elle avoit été; sa ténacité visqueuse étoit tellement diminuée, qu'étant séchée par le feu, il pouvoit aisément la mettre en poussière en la frottant entre ses doigts. Mém. de l'Académie royale de Berlin, *an. 1749.*

(29) On a toujours remarqué que l'eau de l'atmosphére dissolvoit plus facilement les sels de la chaux que l'eau ordinaire, soit parce qu'elle est plus pure & plus atténuée, soit parce qu'il se trouve dans l'air quelque autre menstrue plus analogue à ce sel. Voyez les expér. de M. du Fay 1732.

(30) C'est ainsi qu'on la prépare à Bayeux, à Caën, & presque dans toute la basse Normandie. Ils n'y mettent point de fumier, dans ces tas, & cependant ce mélange leur réussit parfaitement. Il faut convenir cependant qu'un fumier déja bien consommé rendroit ce composé bien meilleur, il donneroit une terre phlogistiquée, une substance onctuoso-saline, & rétabliroit le *mucus* encore plus parfaitement.

(31) *Sunt Thasiæ vites, sunt & marcotides albæ;*
Pinguibus hæ terris habiles, levioribus illæ. VIRG.

Virgile conseille aussi de mettre plus de ceps dans les terreins gras, & moins dans les autres.

Si pinguis agros metabere campi,
Densa sere: in denso non segnior ubere Bacchus,
Sin tumulis acclive solum, collesq. supinos
Indulge ordinibus.

Les vignerons de nos cantons croient au contraire que dans les bons terreins on doit y mettre moins de ceps, c'est-à-dire, qu'on doit les écarter davantage qu'ailleurs; parce qu'ils donnent beaucoup plus de bois, & qu'ils se nuiroient. C'est à l'expérience à régler cet usage. Il seroit bien à souhaiter qu'on introduisît en Franche-Comté che-Comté les pratiques de M. Maupin sur cet article ; on en retireroit des avantages très-marqués. Je ne répéterai point ce qu'il dit à ce sujet, parce que ses ouvrages sur la culture de la vigne & sur la bonification des vins doivent être lus & médités de tous les grands propriétaires de vignes, & même des cultivateurs. *Voyez* aussi la méthode de M. Duhamel.

(32) Il est aisé de voir comment cette manière de toujours recoucher est vicieuse. Il se forme d'abord à la longue dans le terrein un treillis de racines qui se croisent, qui se gênent, & souffrent beaucoup de l'humidité. Si la racine-mere s'altére, cette altération se propage dans la multitude des provins qui sortent de son sein ; si même quelques-uns de ces provins éprouvent de leur côté quelques accidens, ou par la gelée, ou par quelques autres causes particulières, ils occasionnent également une certaine foiblesse qui se communique à ceux qui les avoisinent & à la racine-mere, *&c.*

(33) Voici comme en parle le livre intitulé *Les secrets de la vraie Agriculture*, traduit en François de l'Italien de Messer Augustin Gallo, Gentilhomme Brescian, par Fr. de Belleforêt, Commingeois, imprimé à Paris chez Chêneau en 1571 : » Et véritablement si les affligées vi-
» gnes pouvoient dire une partie des torts & injures qu'on
» leur fait en les étreignant & garottant, si elles trou-
» voient des juges équitables qui voulussent leur rendre
» justice, je m'assure que les galéres seroient fournies de
» plusieurs centaines de vilains qui ignorent l'art de bien
» les soigner ; châtiment sans mentir digne de tels gens,
» lesquels ne sachant rien, refusent encore d'apprendre,
» & s'en vont toujours continuant leurs sottises. » *Pag. 75.*

(34) Dans notre province le dernier ébroussement se fait ordinairement vers le 15, le 20 ou le 25 juin. Indépendamment de celui-là, celui dont je parle doit encore

ſe faire au commencement d'août : Ce dernier travail eſt très-connu en Bourgogne, & il eſt toujours ſuivi d'un heureux ſuccès.

(35) Cinquante livres de neiges donnent une once de nitre très-beau & très-pur, & on ſait combien les particules nitreuſes bien ménagées ſervent à la végétation.

(36) On peut auſſi conſulter quelques livres qui traitent cette matière. Celui qui eſt intitulé *Œnologie*, par M. Béguillet, eſt rempli d'excellentes vues ; il n'eſt ni cher ni volumineux, & peut tenir lieu de beaucoup d'autres. M. Maupin promet des ſupplémens ſur cet objet, qu'on doit lire encore.

(37) *Beatus ille qui procul negotiis*
Ut priſca gens mortalium
Paterna rura exercet
Solutus omni fœnore. Hor. *Epod. ch.* 1.
O fortunatos nimium ſi ſua bona norint
Quibus ipſa procul diſcordibus armis
Fundit homo facilem victum juſtiſſima tellus ! Virg.

(38) *Fortunatus & ille Deos qui novit Agreſtes*
Quos rami fructus, quos ipſa volentia rura
Sponte tulére ſuâ, carpſit, nec ferrea jura
Inſanum forum aut populi tabularia vidit.. Virg.

(39) . . . . . *Illîc.* . . . . .
Sacra Deum Sanctiq. extrema per illos
Juſtitia, excedens terris, veſtigia fecit. Virg.

(40) *Felix ille rerum quem pondere preſſum*
Semotum longè à ſtrepitu & popularibus undis ;
Interdùm molli patrium rus accipit umbra,
Liber ubi penitùs curarum animiq. ſolutus,
Tantiſper reſpiret, & aſpera diluat urbis
Tædia, civiles permutans rure tumultus.
. . . .
Inſanos jàm non aulæ, non urbis honores
Reſpicies. . . . . . . Van. *Præd. ruſt.*

(41) *Ipse dies agitat festos fusus que per herbam*
. . . Et socii cratera coronant. . . . VIRG.

(42) *Ut gaudet . . . .*
Certantem & uvam purpuræ
Quo muneremur te.... tutor finium.
Liber jacere modò sub antiqua ilice.
Modò in tenaci gramine
Labuntur altis, interim ripis aquæ
Quærantur in sylvis aves,
Fontesq. lymphis obstrepunt manantibus
Somnos quod invitat leves.
Plutaq. felices mirabimur.... HOR.

LETTRE de M. D.... Docteur en Médecine, au P. PRUDENT, ſur la diſſertation précédente, que l'auteur lui avoit envoyée en manuſcrit, avec d'autres ouvrages. *

Mon Révérend Père,

J'ai lu avec un vrai plaisir votre dissertation sur les vignes, que l'Académie de Besançon vient de couronner. Vous exigez que je vous dise mon sentiment sur cet ouvrage, je vous le dirai donc avec cette franchise que vous me connoissez. Les réflexions que je vous envoie, ne sont point

* On ne fait imprimer cette lettre, que parce qu'elle renferme des réflexions judicieuſes qui donnent un grand jour ſur les principaux articles de la diſſertation, & qui en peuvent rendre la lecture plus utile. Si ces obſervations fuſſent arrivées un peu plutôt, c'eſt-à-dire avant l'impreſſion de cet ouvrage, on eût volontiers développé avec plus d'étendue ce qui fait l'objet des remarques de l'auteur.

un jugement; il seroit bien ridicule qu'un simple particulier s'avisât de prononcer quand une Académie respectable a décidé; ce ne sont donc que de simples remarques d'un vieux Médecin, qui a un peu cultivé la Chimie, qui a toujours aimé les arts, et qui les aime encore; ce ne sont enfin que quelques observations d'un vieillard qui a travaillé dans son temps, & qui parle avec liberté à un jeune homme qui cherche à se rendre utile dans celui-ci, et qui peut réussir dans son projet.

Votre ouvrage a d'abord l'avantage d'être bien écrit, ce qui est assez rare dans les productions de ce genre; mais ce qui m'en plaît davantage, c'est cette méthode claire et précise que vous y suivez. Vous embrassez d'abord votre sujet tout entier, avec cet esprit observateuv & opiniâtre qui veut approfondir entièrement sa matière. C'est toujours avec le microscope, le thermomètre & la balance, que vous faites vos expériences, et que vous les répétez; vous entrez dans une infinité de détails, qui servent à développer tout ce que vous avancez, & qui montrent en même temps votre courage, votre patience & votre discernement. Cette voie de procéder est bien la plus sûre et la plus satisfaisante, mais ce n'est pas toujours la plus aisée, sur-tout quand on veut écrire d'une manière toujours noble, toujours soutenue, toujours intéressante.

Je suis bien aise que vous ne regardiez pas la maladie de vos vignes précisément comme une contagion; on voit dans quelques-uns de nos cantons les mêmes dépérissemens que chez vous; j'en ai suivi tous les symptômes d'après votre mémoire, & j'ai remarqué qu'effectivement c'étoit toujours une trop grande humidité, une eau comme stagnante qui ramollissoit les chevelus des racines, qui diminuoit les forces de sucion dans les tuyaux capillaires du cep, & qui les empêchoit d'élaborer & de prendre la nourriture qui leur convenoit; Cette eau étant, comme vous le remarquez fort bien, un dissolvant de toutes les matières gommeuses, salines, extractives, elle doit nécessairement altérer à la longue les qualités de la substance muqueuse, dont l'usage, dans le régne végétal, est exactement le même que celui de la matière gélatineuse dans le régne animal: On comprend aisément comment cet humide constant, en troublant toute l'harmonie, toutes les combinaisons réciproques des causes secondaires, doit s'opposer absolument à toute bonne végétation.

Ce systême me paroit plus clair & mieux suivi que celui du phlogistique ou celui de l'air fixe que vous aviez d'abord embrassé; je ne doute cependant pas qu'on ne puisse expliquer aisément, & même d'une manière satisfaisante, tous vos phénoménes avec ces deux derniers systêmes; mais la marche que vous avez suivie me paroit la plus simple & la meilleure, et elle vous évite toute difficulté avec les Chimistes modernes.

La première partie de votre ouvrage est sûrement très-intéressante; mais le pauvre vigneron n'y comprendra pas grand chose; vous cherchez à vous rapprocher de lui dans la seconde partie, qui est toute d'expériences; vous lui indiquez bien tous les mélanges, vous lui en tracez toutes les proportions, vous lui en montrez bien tous les différens effets ; mais, selon moi, malgré vos efforts à paroître simple, vous êtes toujours trop savant, et toujours trop court. Dans cette récapitulation si solide & si sensée que vous faites à la fin de votre ouvrage, des differentes manipulations que doit observer tout cultivateur, vous n'y mettez que deux pages, & je voudrois qu'il y en eût vingt. Vous vous fussiez, à la vérité, un tant soit peu écarté de votre but, puisque ce n'étoit pas cela précisément que l'Academie demandoit dans son programme ; mais en devenant moins régulier & moins beau, vous eussiez été beaucoup plus utile. Vous vous contentez de dire simplement, par exemple : Ne recouchez pas toujours vos ceps, & vous donnez quatre ou cinq lignes d'observations là-dessus, avec un &c. & il falloit dix pages de remarques ; parce que je crois que c'est effectivement de cette mauvaise habitude de toujours recoucher, que vient en grande partie le dépérissement des vignes, situées sur-tout dans des terreins humides, & que c'est de là encore, que peut provenir cette contagion qui se communique de la racine mere aux differens rejets qu'elle produit. Je suis bien aise que vous n'approuviez pas trop l'usage des fumiers, et que vous vous contentiez des substances phlogistiquées, des substances emprégnées des débris de la fermentation, qui forment un onctuoso-salin, qui devient le vrai restaurateur des terres épuisées, & le grand véhicule de la végétation. Les fumiers pris effectivement sans choix et au hasard, pourroient augmenter le mal que vous cherchez à guérir ;

& vos substances granulées que vous y mélangez, ce tan, ce gyps calciné et pulvérisé, cette chaux préparée, doivent nécessairement y produire les meilleurs effets, comme je l'ai vu par moi-même dans mille circonstances particulières. Vous n'avez donc à craindre aucune difficulté un peu forte, vous les avez toutes prévenues, par ces notes instructives et lumineuses qui se trouvent à la fin de votre ouvrage: je suis même étonné que vous ayiez crayonné dans votre manuscrit les deux pages de remarques où vous répondiez aux objections qu'on auroit pu vous faire. En vous citant les expériences de Margraff, et en dernier lieu celles de M. Bonnet, je trouvois vos réponses bien solides, et je ne vois pas encore ce qu'on pourroit y ajouter; le plus grand défaut que je trouve dans votre ouvrage, c'est, il semble, que vous ayiez plus consulté le goût des savans que celui des cultivateurs ; c'est une faute assez ordinaire à ceux qui concourrent pour les prix académiques, les vignerons croiront toujours que la couronne que vous avez également obtenue dans la même séance dans le genre historique, sur les monumens romains qui se trouvent en Franche-Comté ; ils croiront encore que l'ouvrage que vous avez composé sur ce sujet, vous aura sans doute empêché de leur donner tous les petits détails qu'ils auroient desirés dans votre dissertation sur les vignes ; cependant vous pouvez être assuré que vous contenterez le plus grand nombre, & qu'ils retireront tous, des avantages très-réels des pratiques que vous leur indiquez ; vous leur montrez d'ailleurs une si belle ame, une ame si compâtissante à la fin de votre discours, qu'ils vous aimeroient par ce seul endroit, quand il n'y en auroit pas d'autres qui puissent les intéresser ; les spéculateurs y reconnoîtront encore un littérateur si agréable, que les plus indifférens, même aux charmes de la diction, se trouveront comme forcés de se reposer, de s'arrêter un moment avec vous, de se mêler même au milieu de cette foule de cultivateurs que vous consolez, que vous instruisez, & qu'on croit voir se ranger, se presser autour de vous, pour vous admirer, vous bénir, et vous témoigner ainsi leur vive reconnoissance.

Votre ouvrage sur les végétaux a le même mérite, je le trouve excellent, et très-raisonné ; & je ne doute pas que l'utilité publique ne vous engage un jour à le faire imprimer. Pour ce qui est de celui de l'aménagement des forêts que j'ai aussi lu, je ne suis pas assez savant sur cette matière pour en juger ; mais la distinction honorable que votre Académie a faite de ce mémoire, ainsi que de celui sur les végétaux, m'en donne une bonne idée ; je le trouve sur-tout très-bien écrit, & tout aussi bien dans son genre que vos autres ouvrages d'éloquence, qui ont été également distingués et couronnés.

La belle chose de rendre toujours ses idées avec clarté et avec force ; de parler avec précision et avec délicatesse ; de dire tout ce qu'on veut, & de ne dire que ce qu'on veut ; de joindre toujours l'agréable à l'utile ; de faire prendre ainsi à ses malades tout ce qui leur convient, en leur cachant l'amertume des remédes, sous une enveloppe agréable.

Cosi allégro fanciùl porgiamo aspersi
Di soavi licor gli orli del vaso,
Succhi amari ingennato in tanto ei beve,
E dall' inganno suo vita riceve.

C'est bien là le caractère de tous vos ouvrages. Dans les courts intervalles que vous laissent les pénibles fonctions de votre état, cultivez donc toujours un peu l'étude de la nature, elle doit, sans doute, avoir bien des attraits pour vous ; j'espére même que dans quelques temps vous l'aimerez encore davantage, que peut-être vous la préférerez à tout autre amusement. Il me tarde, pour l'avantage des peuples, de voir réaliser mon vœu. N'oubliez pas de méditer toujours Macquer & Baumé ; avec le secours de ces grands Chimistes, je prévois que vous pourrez aller bien loin ; mais je m'apperçois un peu tard que je suis bien trop long ; c'est le défaut de quelques vieillards, sur-tout lorsqu'ils conversent avec certaines jeunes gens ; je ne vous en ferai pas même d'excuses, vous savez aussi que quelquefois l'amitié est un peu babillarde : Quoiqu'il en soit, je suis trop vieux pour me corriger ; je suis bien résolu de vous parler toujours librement, et sur-tout je veux être absolument toute ma vie votre serviteur & votre ami,

D. D. en Méd.

www.ingramcontent.com/pod-product-compliance
Lightning Source LLC
LaVergne TN
LVHW050418160826
845677LV00002BA/418

* 9 7 8 2 3 2 9 7 7 6 2 4 8 *